「健康食」はウソだらけ

三好基晴

祥伝社黄金文庫

本書は、二〇〇八年四月、小社より新書『「健康食」はウソだらけ』
として発行された作品を加筆・修正し文庫化したものです。

目次

序章　健康食の信仰はこうして作られる

第一章　健康食のウソ

第二章

健康成分のウソ

第三章

健康イメージのウソ

第四章

健康食品のウソ

第五章

ダイエット食のウソ

第六章

自然食のウソ

第七章

健康法のウソ

終章

美味しく安全な食の食べ方、選び方

デザイン　鈴木大輔・江崎輝海（ソウルデザイン）

序章

健康食の信仰は
こうして作られる

特定の食べ物や特定の成分を強調する

健康情報テレビ番組の共通点として、特定の食べ物やその特定の成分だけを取り上げ、やれビタミンCが多いだの食物繊維が多いだのといって、それさえ食べていれば健康になるかのような誤解を与えていることが挙げられます。

例えば、ごまはビタミンB群、ビタミンE、カルシウムなどが豊富だから、身体によいといわれていますが、ごまにはビタミンCはまったくなく、ビタミンAもほとんどありません。ところが、このようなマイナスの情報であるデメリットはテレビは伝えません。かといってごまが身体に悪いわけではなく、ごまはごまとして美味しく料理に使えばよいのです。

どんな食べ物にもメリットがあればデメリットもあります。栄養成分だけを気にして食べても意味がありません。いろいろな物を美味しく楽しく食べて、バランスが取れるのです。

また、食べたくもなく飲みたくもないものを、身体によいといわれて義務的に飲食すれば、精神的ストレスになってしまいます。

一般的な食べ物には、身体の機能を正常に維持するための生理作用はありますが、○○に効くとか○○病にならないという薬理作用はありません。もし、薬理作用が出るほどたくさん食べれば、必ず副作用があります。

あるテレビ番組で「小豆はポリフェノールが春菊の2倍以上あるから、身体によい」と言っていました。しかし、ビタミンCの量で比べると小豆はほとんどゼロで、春菊は生の場合、100グラム中21ミリグラムも含まれます。

このように、その日のテーマの食べ物にとって都合のよいデータしか出さず、都合の悪いデータを故意に隠しているのです。

かといって、ポリフェノールが多い食べ物よりビタミンCの多い食べ物が身体によい、と言っているのではありません。食べ物の一部の成分だけで他の食べ物と比較すること自体、意味のないことです。

また、「小豆のポリフェノールは100グラム中460ミリグラム、春菊の211ミリグラムの倍以上ある」と言っていましたが、ポリフェノールとは一つの特定成分ではなく、約5000種類もある物質の総称で、正確に測定することは難しく、測定方法によっては100倍もの差が出ることがあるといわれています。

健康トリック番組では、ごま、そば、大豆、ニンジンなどの食べ物には特定の栄養成分が多いから身体によいと言っていますが、少ない成分のことや食べ過ぎた場合の危険性についてはほとんど言いません。

この食べ物にはポリフェノールやビタミンやミネラルなどが多いから身体によい、などと言われても、こんなことでありがたがるのは意味がないことです。

今ここに1個のトマトがあるとします。栄養学的に解明されている成分をビタミンC何パーセント、ナトリウム何パーセント、リコピン何パーセント、食物繊維何パーセントとすべて合計したとしても100パーセントにはなりません。

残りのごく微量の成分にはまだ名前もなく、機能もはっきり分かっていない未知の栄養素がたくさんあるのです。そしてその数はなんと数百種類にも及ぶといわれています。

ビタミンCやカルシウムが多いとか少ないとか、栄養学ではあたかも食べ物のことがすべて解明されているかのように説いています。しかし、食べ物にはまだ解明されていないことが多いのです。

食べ物は、多くの栄養素に分解することができます。しかし、逆にそれらを集めて合成しても、もとの食べ物を作ることはできません。トマトの栄養素を集めて固めても、トマトはできないのです。

そして、人間の身体はきわめて複雑な機能を持っています。科学的に解明されているのは何百分の1、いや何万分の1かもしれません。未知の栄養素がまだたくさんある食べ物を、きわめて複雑で神秘的な機能を持った人間が食べた場合、どのような営みが生じるか人智ではすべてが分かるはずがないのです。

医学博士のコメントで信用させる

テレビの健康トリック番組や新聞、雑誌、書籍、チラシなどに医学博士の肩書きがついた人物がよく登場します。医学博士であれば医師国家試験に合格して医師免許を取得した医師であると思っている人が多いようですが、そうではありません。

医学博士の学位を取得するには二つの方法があります。大学を卒業して医学部のある大学院に入学し、4年間在籍します。その間、もしくは卒業後、研究論文を大学に提出し、審査に合格すれば医学博士の学位が取得できます。

この場合、医学部のある大学院の入学試験を受ける資格は医学部卒業に限らず、どんな学部を卒業していてもよいのです。農学部や理工学部を卒業した人が多いのですが、たとえ文学部や経済学部を卒業していてもよいのです。大学院の4年間はほとんど研究しており、大学のような授業はほとんどありません。大学院によっても違いますが、授業は4年間で多くても数十時間です。

もう一つの方法は、大学の医学部に研究生や助手などとして在籍し、研究論文を提出し、あとは大学院と同じ順序をたどる方法です。この場合、大学を卒業して博士号を取得するまで通常10年以上かかります。

前者も後者も論文の審査をするのはその大学であり、特別な医学博士の論文を審査する機関があるわけではないのです。同じ大学内での審査ですから、不合格になることはほとんどありません。その研究内容も医学博士の学位を取得するための論文が少なくありません。

よって、医師でなくても医学博士になれるのであり、医学博士とは医学界では単なる肩書きにすぎないのです。医学博士の学位を持っていない医師も大勢います。そして、医学博士の学位のある医師と医学博士の学位を持っていない医師に医療技術や医師としての能力に差などありません。

たとえ大学の医学部の教授でも、基礎系であれば医学博士であっても医師でないこともります。医学博士の肩書きだけで信用などしないほうがよいのです。

学会発表や論文発表で信用させる

健康トリック番組で「納豆で血液がサラサラになった」とか「カルシウムで骨が丈夫になった」などの説明するとき、「医学会で発表された」とか「医学雑誌に発表された」と、よく言っています。

まるで医学的に立証され、医学界のお墨付きがあるかのようにアピールしていることがあります。しかし、医学的には信頼性の低いものが多いのです。

まず学会発表ですが、よほど医学的に非常識でない限り発表することができます。たとえ仮説に基づいた内容で、少人数、短期間の研究途中のものであっても、発表できます。

論文発表は、研究論文を医学の雑誌に投稿し、学会が審査はしますが、これもよほど医学的に非常識でなければ掲載されることが多いのです。

学会や医学雑誌に発表された後、間違いが分かり訂正されることもあります。すぐにその内容を信用しないほうがよいのです。

学会発表したものであろうと、医学雑誌に発表された論文であろうと、その内容を確認しなければ信頼できません。しかし、一般の人には内容を確認することは大変難しいものです。医学者が言うことが、医学的な発表とは限りません。良心的な医学者は少なくないのですが、間違った情報を指摘しようとする医学者は誠に少ないのが現状です。

グラフでトリックを使う

あるテレビ番組で「納豆100グラムを20代の女性20人に2週間毎日食べてもらったら血液中の中性脂肪が80ミリグラム／デシリットルから69・5ミリグラム／デシリットルに13・1パーセント低下した」と言っていました。

その変化を示すグラフにトリックがあります。

19ページの図を見てください。

納豆を食べる前の80のグラフの高さを100とすると、食べた後の69・5は30の位置でした。これを見ればコレステロールが3分の1以下に下がったように見えてしまいます。

グラフの縦軸の目盛をよく見ると、0〜70が短く省略されています。省略記号が示されていましたから学術的には問題ありませんが、このような手法は本来もっと小さな変化を分かりやすく示すためのもので、グラフを正確に読み取れる専門家に対して使うもので

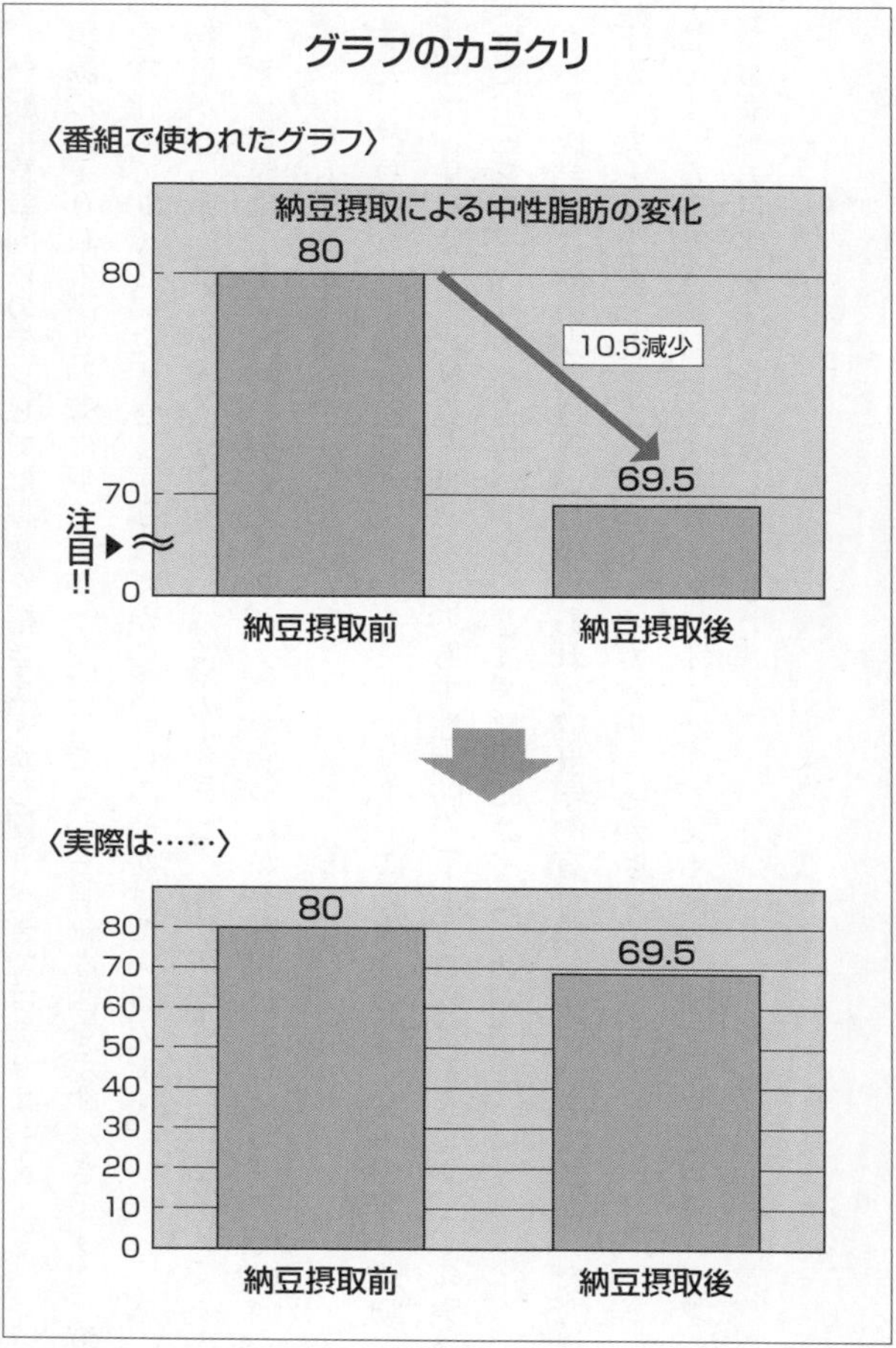
グラフのカラクリ
〈番組で使われたグラフ〉
納豆摂取による中性脂肪の変化
80
10.5減少
69.5
80
70
注目!!
0
納豆摂取前
納豆摂取後
〈実際は……〉
80
69.5
80
70
60
50
40
30
20
10
0
納豆摂取前
納豆摂取後

す。一般消費者向けのテレビでは誤解を招きますから使うべきではありません。

実際には100の高さが87に少し下がっただけですから詳細な図を示すべきですが、縦軸を操作して30くらいに大きく下がったかのようにみせかけているのです。

効果がないか効果の少ないデータを、効果の大きいデータかのように錯覚させています。テレビ局に、なぜ誤解を招くようなグラフを使ったかを質問しましたが、納得のいく回答は得られませんでした。

また、納豆を食べて中性脂肪が下がったといっても、この実験の前と食事内容や運動などの生活環境によっては納豆を食べなくても中性脂肪が下がることはあります。この実験だけで納豆を食べれば中性脂肪が下がるとは医学的には言えません。

さらに医学的に効果があるというのであれば統計学的有意差を示すべきですが、ただ単に下がったとか上がったとか言っているだけのことが多いのです。

このようなトリックは健康食品などのホームページでも見かけます。怪しげなグラフを見たら縦軸の目盛を注意してみてください。

第一章

健康食のウソ

納豆を食べても血液はサラサラにならない

「納豆を食べれば血液がサラサラになる」というウソの情報は、約20年前、ある学者が「納豆のナットウキナーゼが血栓を溶かす」そして「納豆を食べると脳梗塞や心筋梗塞の要因である血栓を溶かす」と言い出したことが始まりのようです。その後「血液サラサラ」のブームに乗って「納豆を食べると血液がサラサラになる」という健康トリックがテレビで取り上げられるようになりました。

あるテレビ番組では、まず試験管内で人工的に血栓を作っていました。血管の中の血栓をイメージさせているようです。そこにナットウキナーゼを入れると、血栓がみるみる溶けていき、30分後には血栓が半分になっていました。まるで、血管内の血栓も同じように溶けていくかのようです。

さらに、ナットウキナーゼを発見した学者が出てきて「出来た血栓を溶かす食品は世界に納豆しかない」と言っていました。

このように言われれば、「納豆を食べていれば血栓は溶けてしまう」と思ってしまい、人によっては「脳梗塞や心筋梗塞になっても納豆を食べれば治ってしまう」と極端に間違った考え方をして、納豆を過信してしまう人もいるかもしれません。

ではどこに健康トリックがあるのでしょうか？　このように思い込んでしまうのは、納豆を食べれば血栓を溶かすナットウキナーゼは腸から吸収されると信じているからでしょう。

ところが、納豆を食べるとナットウキナーゼは胃腸の消化液で分解されます。たとえ分解されずに腸にいったとしても、分子量（粒子の大きさ）が大きすぎて腸から血液には吸収されません。ナットウキナーゼの分子量は2万です。腸からは分子量が約1万以下の物質しか物理的に血液中には吸収されません。

その証拠に、人が納豆を食べて血液中にナットウキナーゼが検出された、などというデータはありません。当然、脳梗塞や心筋梗塞になった人が納豆を食べて血栓が溶けた、などという確実な症例もありません。これらの疑問についてテレビ局に質問しましたが、回答はありませんでした。

これが、「納豆のナットウキナーゼが試験管内で血栓を溶かす」という事実を強調しておき「納豆を食べると血栓が溶ける」「納豆を食べると血液がサラサラになる」という間違いを信じ込ませる健康トリックなのです。

また、ナットウキナーゼが試験管内の血栓を溶かすのは事実でしょうが、血栓だけを特異的に溶かすのではなく、タンパク質を溶かす、単なるタンパク質分解酵素である可能性があります。もし人にナットウキナーゼを点滴したら、ナットウキナーゼはタンパク質ですから拒絶反応を起こすかもしれません。さらにナットウキナーゼが血栓のみならずタンパク質を分解する酵素であれば、血小板や赤血球や白血球が壊れてしまい出血しやすくなったり、貧血になったり、黄疸になったり、免疫力が低下するかもしれません。

血液がサラサラしすぎると出血しやすくなる

そもそも血液には血液を固めようとする凝固能力と血液を溶かそうとする溶解能力があり、均等にバランスを保っています。血管のどこかが破れて出血すると凝固能力が働き血栓を作って破れた血管を塞ぎます。また、血管のどこかで血の塊《かたまり》の血栓が出来れば溶解能力が働き血栓を溶かします。

納豆を食べてもし血液がサラサラになるとすると、食べ過ぎれば血液の溶解能力が強くなりすぎ、出血しやすくなってしまいます。これでは「血液サラサラ出血ドバドバ」となってしまいます。しかし心配することはありません。納豆を食べても血液はサラサラになんかなりませんから。なんでもバランスが大切ですが、血液がサラサラになればよいというものでもありません。

納豆を食べても血液はサラサラにならないのですから、当然納豆を食べたからといって脳梗塞や心筋梗塞を予防できるはずはありません。

健康トリック番組では脳梗塞や心筋梗塞は血栓が原因のすべてかのように言っています。しかし、血栓よりも動脈硬化のほうが要因としては大きいのです。

脳梗塞も心筋梗塞も脳や心臓の血管が狭くなり、血液が流れにくくなって起きる病気です。血管が狭くなる原因として血の塊の血栓ももちろんその一つですが、動脈硬化により血管そのものが狭くなることも多いのです。動脈硬化で血管が狭くなると血栓が出来やすくなることもあります。

血液の凝固能力と溶解能力のバランスがとれて正常な人でも、動脈硬化により脳梗塞や心筋梗塞になる人が多いのです。

健康トリック番組では血栓さえ出来なければ脳梗塞や心筋梗塞にならないかのように言っていますが、大きな間違いです。

国立健康・栄養研究所のホームページ（http://www.nih.go.jp/eiken/）によれば、「ナットウキナーゼが血栓の溶解に関与している、という有効で信頼できるデータがない」と書いてあります。かといって、納豆が身体に悪いわけではなく、食べたければ美味しく楽しく食べればよいのです。

納豆を食べても骨は丈夫にならない

食べると骨が丈夫になるという納豆が売られています。これは骨の形成に関わっているビタミンK2が市販の納豆より1・7倍多く含まれる納豆菌を用いており、特定保健用食品になっていますが、多少ビタミンK2が多いからといって骨が丈夫になるとは思えません。

特許庁の公開特許公報によれば、この納豆菌はまず市販の納豆菌を紫外線照射し、突然変異させ選択します。その際、菌の死滅率は90～99パーセントで1～10パーセントしか生き残りません。同じ変異処理をもう一度行ない、次にN―メチル―、N―ニトロ―N―ニトロソグアニジンという薬剤で突然変異させます。このときの生存率は10パーセント前後。最終生存率は0・001～0・1パーセントです。

このような突然変異法で作ったビタミンK2を多く生産する突然変異納豆菌（OUV2

3481株）を、骨が丈夫になるという納豆は用いています。これだけ突然変異を繰り返せばほかの遺伝子も変異してしまい、有害物質を作ったり、ほかのビタミンや酵素の生産能力が変化してしまう恐れがあります。

この納豆を作っているメーカーは「突然変異法は米、大豆、酒造酵母、麹《こうじ》菌等に古くから行なわれており、自然界で起こる突然変異を利用したもので安心である」と言っていますが、自然現象とはかけ離れた手法で、安全とは思えません。

納豆菌の培養液に問題がある

また、この納豆菌の培養には数種類の培地を使っています。その内容は肉エキス、ポリペトン、塩化ナトリウムの培地と、硫酸アンモニウム、リン酸水素二カリウム、リン酸二水素カリウム、クエン酸ナトリウム、硫酸マグネシウム7水和物、ブドウ糖、グルタミン酸ナトリウム、ビオチン、酵母エキスなどです。なんと栄養源として肉エキスが使われています。製品に肉エキスが混入しているわけではありませんが、気になります。

この肉エキスの内容を同社に問い合わせてみると「他社から買っているので分からない」とのことでした。この特許の出願日は平成12年11月10日で、まだ狂牛病（牛海綿状脳症）の騒ぎは起きていませんでしたが、この肉エキスにもし牛が使われていれば狂牛病との関連は不明です。こういったことはきちんと確認し、消費者に情報公開すべきでしょう。

このような問題があるにもかかわらず、有機大豆を使っているということで有機認証を得ています。有機認証に「遺伝子操作菌を使ってはいけない」という規制はなく、有機認証の信頼性が疑われます。せめて菌の内容を明確にすべきでしょう。

発酵醸造食が危ない

このような特殊な納豆菌を使った納豆だけでなく、味噌や醤油などの発酵醸造食にも問題があります。日本の伝統食で発酵醸造食である味噌や醤油は以前、蔵に生息している天然の麹菌を、日本酒やビールやワインは酒蔵の酵母菌を、納豆は藁《わら》の納豆菌を自然の活力で利用していました。

しかし、現在ではほとんど人工培養された菌を使っています。なかには紫外線、X線、ガンマ線、化学物質などの突然変異誘発物質で遺伝子操作をして特殊な機能を持った遺伝子操作菌を使っているものもあります。

　また、人工培養の培養液には肉エキス、グルタミン酸ナトリウムなどのアミノ酸、ビタミン剤、ミネラル剤、目的の発酵醸造菌以外の菌を殺すための殺菌剤、などが使われることもあります。これらが最終的に製品に混入されることはほとんどないでしょうが、不安です。

　味噌や納豆などは完全な菜食と思われていますが、肉エキスを使った培養液で人工培養された発酵醸造菌で造られたものであれば、どのように考えたらよいのでしょうか？

赤ワインのポリフェノールで健康にはならない

　赤ワインのポリフェノールブームは下火になりましたが、赤ワインに限らずココアや小豆やリンゴなどにポリフェノールが多いから身体によい、という間違った情報がいまだにテレビや雑誌などのマスコミで垂れ流されています。

　ポリフェノールとは、フェノールという物質を多数持っている化合物の総称です。ポリとは多数という意味で、ポリエチレンとはエチレンが多数集まったもの、という意味です。この定義で言えば、環境ホルモンの疑いのあるビスフェノールAもフェノール類ですから、ポリフェノールといえます。

ですから、ポリフェノールという特定の物質があるわけではなく、構造も大きさもさまざまな物質の集まりなのです。ポリフェノールは、カテキン、イソフラボン、アントシアニン、タンニンなど約5000種類もあると言われています。

にもかかわらず、ある番組ではポリフェノールが赤ワインにしか含まれていないかのような誤解を与えていました。しかし実際には植物性の食べ物で、ポリフェノールが含まれていないものなどないくらいです。

赤ワインやココアなどにポリフェノールが多く含まれているといっても、ポリフェノールの測定方法に問題があります。約5000種類もあるのですから、すべてを測定しているのではありません。ポリフェノールの中でも、構造が分かっていて安定しているものの一部を測定しているにすぎません。よって、測定方法が違えば、ポリフェノールの量が100倍以上違うこともあるのです。

仮に、赤ワインやココアにポリフェノールがたくさん含まれていたとしても、胃腸の消化液でどのような影響を受けるか、また血液中にどの程度吸収されるか、そして血液中から細胞へどの程度入っていくのか、さらに細胞内でどのような働きをしているのか、これらのことは医学的にはっきり分かっていません。

赤ワインを飲むと、直接血管の細胞に作用して動脈硬化を起こしにくくするかのように言われていますが、そのような医学的証拠はありません。

また、ポリフェノールが身体によいという理由として、抗酸化作用が挙げられ、活性酸素を消去すると言われています。しかし、ポリフェノールはそう簡単に活性酸素を消去しているとはいえません。

活性酸素にはいろいろな種類があります。ポリフェノールは、Aという活性酸素をBという活性酸素に変化させてもいます。ここだけの現象を見るとポリフェノールが活性酸素を作っているともいえるのです。

最終的にはポリフェノールが活性酸素の過酸化水素水を水と酸素に変化させ無害化しています。しかし場合によっては、ポリフェノールが過酸化水素水をヒドロキシラジカルという活性酸素に変えることもあるのです。

どのような状況でこのような反応の違いが起きるかよく分かっていません。状況によってはポリフェノールが活性酸素を無害化するより、活性酸素を作り出していることのほうが多いかもしれません。

このような状況を考えると、赤ワイン、ココア、小豆、リンゴなどの特定の食べ物にポリフェノールが多いといってもなんの意味もないことが分かるでしょう。かといって、ポリフェノールが身体に悪いと言っているのではありません。食べ物のポリフェノールの量など測定したり考えたりしなくてもよいのです。

健康トリック番組では、間違った健康情報をいかにも正しいかのように伝えるため、学会発表、論文、学者のコメント、アトラクションのような実験などを駆使して医学的に立証されたかのように言っています。

しかし、医学といっても真理を追究する正当医学と金儲けのための商売医学があるのです。商売医学とは言い換えればニセ医学、ウソ医学、トリック医学ともいえます。テレビ局は視聴率をアップするために使っています。

この違いを赤ワインのポリフェノールについて考えてみましょう。「赤ワインにはポリフェノールが多く含まれているから動脈硬化になりにくく、心臓病の予防になる。だから赤ワインは身体によい」といわれていることを、自動車のエアバッグに譬《たと》えてみましょう。

「この自動車にはエアバッグがついている」ということは事実だとしても、その事実を利用して「この車にはエアバッグがついているから事故を起こさない」といわれても誰も信じません。エアバッグがついていても「絶対に事故を起こさない」という保証はありません。

同じように「赤ワインにはポリフェノールが多く含まれている」という正しい真理科学を利用して、「赤ワインを飲めば動脈硬化や心臓病を予防できる」という短絡的な商売医学にすりかえた健康トリックを信じてはいけません。

動脈硬化になりやすいかなりにくいかは、赤ワインのポリフェノールだけで決まるものではなく、他の食べ物、運動、喫煙、ストレス、化学物質など、さまざまな身体的、環境的要因があるのです。にもかかわらず赤ワインさえ飲んでいれば動脈硬化になりにくくなるような間違った印象を与えています。

商売医学を作り出している商売学者が商売学会で商売発表をしたり、商売論文を書いていることがあります。

ブルーベリーで眼はよくならない

メーカーがブルーベリーを原料とした食品が眼によいかのようなことを謳《うた》っていますが、ブルーベリーで眼はよくなりません。

ブルーベリーが眼によいと言われたきっかけは、第二次世界大戦中にあるパイロットが「暗がりでも敵機がよく見える」と言ったことです。そのパイロットの食生活を調べると、パンにブルーベリーのジャムをたくさん塗って毎日食べていたとのことです。ある学者が、ブルーベリーに含まれる「アントシアニン」という色素に眼をよくする効果があるのではないかと仮説を立てました。しかし、医学的には立証されていません。

国立健康・栄養研究所のホームページには「俗に、視力回復によい、動脈硬化や老化を防ぐ、炎症を抑える、などといわれているが、ヒトでの有効性・安全性については、信頼できるデータが十分ではない」と明記されています。

平成13年には東京都がブルーベリー食品を販売しているメーカーに薬事法違反で改善指導をしています。東京都が都内のデパートや薬局などの健康食品売り場でジャム、飴《あめ》、清涼飲料水などのブルーベリー食品20品目について広告表示の調査を行なった結果、70パーセントの14品目で薬事法に違反する広告表示が見つかりました。

「ブルーベリーは本当に眼に効く」「眼のストレス、眼の美容と健康に」「薄明かりの中でも物がよく見える」などの広告表示は医薬品でないのに、効果効能を謳っているので、薬事法違反になるのです。

その後、ブルーベリー食品を販売しているメーカーは「あなたの眼は疲れていませんか」とか「瞳にうるおいを」とか効果効能でなくても、ブルーベリーが眼によいかのような「思わせ効果効能」を謳っています。

今の法律では明確な効果効能の薬理効果を謳わなければ、違法になりません。しかし、このような「思わせ効果効能」の優良誤認として、違法にすべきです。

にがりの副作用

にがり水にダイエット効果があるといわれてブームになりましたが、国立・健康栄養研究所は「にがりにダイエット効果はない」と発表しました。研究所はホームページで、にがりのダイエット効果として「腸での糖の吸収を遅らせる」「腸での脂肪の吸収をブロックする」「体内で糖質代謝やエネルギー代謝を促進する」などの情報があるが、いずれも科学的根拠はない、と述べています。

ある病院では、にがり水を飲みすぎて心肺停止を起こして運ばれた患者さんがある半年間で2名いた、とのことです。いずれも人工透析などで一命は取り留めたようです。一つの病院で半年にこのようなにがり水による重症の被害者が二人いたわけですから、全国的に調査をするとかなりの数になると思われます。

また、飲み方を間違えるととんでもないことになることがあります。平成16年3月29日、神奈川県内の施設に入居している56歳の女性が、職員に原液にがりを誤って飲ませられ、意識不明になって入院し脳梗塞と診断された、と発表されました。

この患者さんは便秘を解消するため、数か月前から原液にがりを薄めてにがり水にして職員に飲ませてもらっていました。これはにがり水と原液にがりを間違えて与えられたために起きた事故でした。

原液にがりを飲んだことが直接脳梗塞の原因になることは考えにくいのですが、原液にがりを飲んで食道や胃腸が急性炎症を起こしたショックや、血液中の水分が消化管に移行し血液の粘調度が高くなったことなどが原因で脳梗塞になった可能性があります。

にがりは豆腐に使うもの

にがりは、海水から塩を作った残りの成分で、塩化マグネシウムを主成分とする苦味のある物質です。海水を煮詰めて濃縮していくと、塩が固体となって出来ます。残ったやや粘調度のある液体がにがりです。

にがりとは本来、豆乳を固め豆腐を作るために使われるものです。決して飲むものではありません。原液にがりはよくないが、今ブームになっている原液にがりを薄めたにがり水ならよいというものではなく、これも飲むものではありません。

にがり水はテレビ、雑誌、書籍などで間違ったダイエット効果や美肌効果などの健康効果が謳われています。それらをまとめると、効果のある病気として便秘、アトピー性皮膚炎、花粉症、歯周病、糖尿病、高血圧症、心臓病、自律神経失調症、ガンなど、まるで万能薬のようなことを言っています。

この中で、便秘以外はすべて医学的効果は立証されていません。便秘に効くといっても、にがり水はマグネシウム系の下剤になりますから、下痢をすれば一時的な体重減少の効果が現われるのは当然です。血液中の水分が消化管内に移行し、便が柔らかくなって便通がよくなるのです。

ただし、当然副作用があります。腹痛、吐き気、めまい、低血圧などです。マグネシウムの濃度にもよりますが、まれに重い副作用として腸閉塞、筋力低下などがあります。にがり水を飲み続け、体重が減ってダイエット効果があったと喜んでいる人がいますが、身体が衰弱して体重が減っているだけなのです。

緑茶は薬ではない

東北大学の研究によれば、平成6年から調査をし、宮城県内の40歳から79歳までの男女約4万5000人を1日に飲む緑茶の量でグループに分けた結果、緑茶を1日5杯以上飲む場合、脳梗塞の死亡リスクが、男性は42パーセント、女性は62パーセント低下したと発表しました。

また、緑茶を飲む量が1日に1杯未満の人より5杯以上飲む人では男性は22パーセント、女性は31パーセント、脳や心臓などの循環器病の死亡リスクが低下し、脳梗塞などの脳血管障害は男性が35パーセント、女性が42パーセント低下したとのことです。

このような発表を聞くと、緑茶を薬のように思って、5杯以上飲みさえすれば、身体によく脳梗塞になりにくいと思う人がいるかもしれませんが、そう単純なことではありません。

和食中心の食生活であれば、必然的に緑茶をよく飲むことになります。お菓子も和菓子を食べるときは、コーヒーより緑茶が合います。洋食中心の食生活ではどうしても緑茶を飲む機会は少なくなります。ケーキなどの洋菓子の場合は、緑茶よりコーヒーや紅茶のほうが合います。

緑茶を1日にほとんど飲まない人は食生活そのものが和食より洋食を多く摂《と》っている可能性があります。緑茶だけの調査ではなく、食生活全体や運動量など生活全般の調査を行なわなければ正確な判断はできません。

この発表を利用して、健康情報番組やお茶業界は緑茶さえ多く飲んでいれば、身体によいかのように言っています。新茶が出回ってきた時期にこんな研究結果が発表されたのはなんだかタイミングがよすぎます。

マスコミなどは相変わらず、緑茶という飲み物だけに目を向けて、農薬や肥料のことはまったく無視しています。お茶は散布した農薬が雨で流れないように、接着剤を混ぜていることがあります。最近ではお茶の葉そのものを食べることが身体によいかのように言っていますが、農薬のことを考えるとお茶を飲むよりも危険です。抹茶も同じです。無肥料無農薬のお茶を飲みましょう。

第二章

健康成分のウソ

カテキンは農薬だ

カテキンの正式名称の化学物質名は2―（3、4―ジハイドロキシフェノール）―3、4―デハイドロ―2H―1―ベンゾピラン―3、5、7―トリオールというものです。

カテキンとは、1 カテキン、2 エピカテキン、3 エピガロカテキン、4 エピカテキンガレート、5 エピガロカテキンガレートの5種類があります。この中で、国立環境研究所のホームページによれば3と5は殺菌剤の農薬の一種です。日本ではまだ登録農薬になっていませんが、いつ使われるか分かりません。

お茶に限らず、どんな農産物にも農産物自身が身を守るために農薬的成分が含まれています。しかし、その農薬的成分を分解する酵素も農産物自体に含まれているため、農産物をそのまま食べれば農薬的成分が酵素で分解され、無害化されます。

しかし、農産物から農薬的成分だけを分離抽出し、濃縮して精製すれば、殺菌力のある化学物質になり、人体にも有害なものになります。

農薬と分離抽出したカテキン入りのお茶とは濃度の違いがあるでしょうが、カテキン入りの健康茶を飲むということは農薬を飲んでいるようなものです。

カテキンで体脂肪は減らない

また、カテキンが体脂肪を減らすと言っていますが、理屈はカテキンがアドレナリンを分解する酵素の働きを阻害するので、アドレナリンが増えて交感神経の作用が強くなり、脂肪の燃焼が活発になるというものです。脂肪の燃焼が活発になるくらいアドレナリンによる交感神経の作用が強くなれば心拍数の増加、高血圧、不眠症、下痢などの副作用が現われます。もし、効果がなければ詐欺であり、効果があれば必ず副作用があるということです。

さらに、厚生労働省のホームページの健康茶に関する特定保健用食品の審議会議事録によれば、高濃度カテキンによる発ガン性が問題になっていました。しかし、うやむやにして許可されています。

ＣＭの影響か、カテキン入りの健康茶がたくさん売れているようです。体脂肪が減ることもなく発ガン性の疑いがある農薬のようなまずいお茶を、高いお金を出して買っている人がいかに多いかということです。

カテキンに発ガン性の疑いがある

カテキンには抗ガン作用があると言われていますが、三重大学医学部の川西教授は、「緑茶に多く含まれるカテキンは、健康パワーがあるとされているが、大量に摂取すると DNAを傷つける」と発表しています。もし、カテキンを抗ガン作用が現われるほど大量に飲めば発ガン作用も考えられる、ということです。緑茶などを適量飲んでいれば問題ないでしょうが、カテキンを添加して飲むことに問題があるのです。

また、茶葉にかけた農薬が雨で流れ落ちないように接着剤のような粘着剤（展着剤）を農薬に混ぜることがあります。それを煎じたり、抹茶ではそのまま粉にして飲むわけですから、恐ろしいことです。以前は化学調味料を入れて味をよくしているお茶がありましたが、いまだにこんなものがあるかもしれません。

カテキンのみならず残留農薬や展着剤も遺伝子に何らかの悪影響を及ぼす可能性があります。とても健康茶などとはいえたものではありません。

本当に必要な1日のカルシウム摂取量は？

「日本人の食生活ではカルシウム不足だから、カルシウムをたくさん摂ったほうがよい」とテレビや雑誌などでよくいわれています。1日におけるカルシウムの必要量は、成人で約600ミリグラムといわれています。

これに対して、日本人の1日の平均カルシウム摂取量は約550ミリグラム。よって約50ミリグラムのカルシウムが不足しているというわけです。このことは一見もっともらしく聞こえますが、実はいろいろな疑問点があります。

まず、1日のカルシウム必要量の600ミリグラムは、誰がいつどのようにして決めたのでしょうか？　決め方は曖昧《あいまい》で、この600ミリグラムは決して確立されたものではありません。もっと少ない400ミリグラムでも、なかには300ミリグラムでも十分だとする学者さえいます。

骨折しやすいのは運動不足のため

「最近の人たちは骨折しやすくなった。特に子供と老人が。これはカルシウム不足だ」といわれていますが本当でしょうか？　骨の主成分は確かにカルシウムです。

しかし、カルシウムが多く含まれている食べ物をたくさん摂ったからといって、丈夫な骨ができるわけではありません。

食べ物のカルシウムが骨に正常に蓄積されるためには、腸管のカルシウム吸収能力、ホルモン調節としての副甲状腺のパラソルモンや甲状腺からのカルシトニン、ビタミンC、ビタミンD、太陽の紫外線、リンやマグネシウムなどのミネラル、コラーゲンなどが関与します。

このいずれかに障害があれば、なんらかの骨の異常が現われることがあります。さらに、これらが正常に働いても、血液中のカルシウムを骨に運ぶ毛細血管が十分に発達していなければなりません。

そして骨を丈夫にするために一番必要なことは適度な運動です。運動により骨が刺激され鍛えられて、毛細血管が発達し骨が丈夫になるのです。

以前、宇宙飛行士が地球に戻ってきたとき、長時間無重力状態が続いたため筋力や骨が弱ってしまい歩けなかったことがあります。

子供の骨折の原因を調査した報告によると、骨折しやすい子供たちとそうでない子供たちの違いは、カルシウム摂取量などの食生活より運動量が大きな影響を与えていたということです。

カルシウムが増えて骨がもろくなった

このようにカルシウムを摂る量が少ないから骨がもろく骨折しやすくなったのではなく、その大きな要因は運動不足にあるのです。

昭和21年、日本人の1日の平均カルシウム摂取量は253ミリグラムしかありませんでした。現在のカルシウム摂取量の半分以下しか摂っていなかったのにもかかわらず、昔の人のほうが骨が丈夫でした。

カルシウムを多く摂るようになった現代の人に、骨折や骨粗しょう症が増えてきてしまった理由はなんと説明したらよいのでしょうか？　このことについて栄養学的に答えを出せる人はいないようです。

しかし、なぜ昔の人のほうが骨が丈夫だったのかと言えば、昔の人はジョギングやテニスなど特定の運動はしていなかったものの、電化製品や交通機関が発達していなかったために、生活における1日の運動量が今の人よりも多かったためでしょう。

骨の丈夫さは、カルシウム摂取量よりも運動量のほうが大きな要因になっていることが分かるでしょう。

カルシウムと食物繊維

カルシウムを多く摂れとか、ビタミンCを多く摂れといった食物中の一成分を重視した考え方には、矛盾が生じることがあります。

例えば、食物繊維を多く摂れば身体によい、と言われますが、食物繊維はカルシウムの吸収を妨げるもので、多く摂ると摂取したカルシウムの吸収を低下させてしまいます。

このような考え方は食を狭い視野で見ており、まさに「木を見て森を見ない」と同じことです。

カルシウムも食物繊維もビタミンも身体にとってはそれぞれ必要なものです。しかし、いちいち成分に気をつけなくてもなるべく安全な和食を中心とした偏りのない常識的な食事をしていれば、たとえ厚労省の定める基準より多少少なくてもカルシウムも食物繊維もビタミンも十分に摂れます。

砂糖は有害ではない

白砂糖は、原料であるサトウキビの糖分を純粋に精製しすぎたもので、またその精製の過程においても薬剤が使われることがあり、身体にとってよいものではありません。

そして白砂糖はミネラル分が少なく、白砂糖を摂取するとカルシウムが不足し、心がイライラするといわれています。

しかし、人間の身体はそれほど単純なものではありません。白砂糖にはミネラルが足りないといっても、実際の不足量はわずかなものです。

確かに最近の子供たちの心がイライラしていることは事実でしょう。しかし、その本当の原因は、白砂糖を多く含んだケーキやジュースなどを多く摂ることによるカルシウム不足にあるのではありません。添加物だらけのお菓子をたくさん食べ、満足な食事もせず、塾通いで疲れて一人で寂しく食事をするような不自然で不健康な子供の環境にあるのです。

このように精製上の問題からみても、確かに白砂糖はよいものではありません。しかし、砂糖そのものを否定することなく、自然農法で無農薬のサトウキビから自然な粗製法で作られた砂糖であれば、決して有害ではありません。

自然な砂糖がよいのはミネラル分が多いからではなく、より自然に近いからなのです。カルシウムやミネラルなどの成分だけに目を向けるより、安全でより自然に近いものに目を向けるべきでしょう。

しかし、たとえ自然の砂糖であっても多く摂りすぎればよくないことは当然です。砂糖に限らず、塩分もコレステロールもカルシウムもナトリウムも多すぎても少なすぎてもよくありません。何事もほどほどが大切、ということです。

牛乳は飲まないほうがよい

「カルシウムと言えば牛乳」というように、牛乳をたくさん飲むことはよいと思われています。

しかし、牛乳をそのまま飲むことには疑問があります。なぜなら日本人の場合、約3歳を過ぎると牛乳に含まれる乳糖を分解する酵素が不足し、牛乳を正常に消化吸収できなくなるからです。

また牛乳は流動食と同じようなもので、胃腸が消化吸収のためにあまり働かなくてもよく、かえって消化吸収能力の低下をもたらすことがあります。

さらに牛乳には、確かにビタミンやミネラルなどの栄養素が豊富に含まれていますが、その栄養成分は3歳以上の人にとっては多すぎるため、身体が牛乳に頼るようになってしまいます。

牛乳はいうまでもなく、牛を育てるための乳です。牛は2年で成長して大人になるため、早く骨を成長させなければなりません。そのため牛乳には、たくさんのカルシウムが入っているのです。しかし人間は20年かけてゆっくり成長し、大人になってゆきます。なにも牛乳を飲んでまで早く成長させる必要はないのです。哺乳類のなかで、離乳後も乳を飲用する動物は人間以外にはいません。

また牛乳を飲むことがガン、大腸炎、動脈硬化、心臓病、脳卒中などの要因になることがあるとも言われています。

ただし、コーヒーや紅茶に少し入れたり、シチューなどの料理に使ったり、加工食品であるバターやアイスクリームやヨーグルトなどをたまに摂る分には差し支えないと考えられます。しかし、ヨーグルトなどの乳製品を毎日食べることはよくないでしょう。

牛乳からしか摂れない栄養素、というものはありません。したがって、必ず牛乳を飲まなければいけないということはないのです。

コラーゲンで肌は潤わない

コラーゲンを飲んでも、皮膚に塗ってもお肌は潤いません。確かに皮膚にはコラーゲンがあり、弾力性や保湿性を維持する作用があります。そして加齢による老化作用によってコラーゲンが少なくなり、肌の潤いが低下します。

コラーゲンはタンパク質の一種です。大豆や肉や魚など食べ物のタンパク質は、胃腸の働きでアミノ酸に分解され、吸収されます。そのアミノ酸は皮膚のみならず、内臓や血管などのタンパク質の原料になります。よって、コラーゲンは皮膚のコラーゲンの増産だけに使われるのではありません。

ちょうど税金と同じようなものです。自分が払った税金が近くの道路工事にだけ使われているのではありません。みなさんの税金は国にまとめられ、いろいろな所に分配されています。ただし無駄遣いが多すぎますが。

もしコラーゲンがアミノ酸に分解されず、腸にまで行ったとしても粒子の大きさ（分子量）が大きすぎて血液に吸収されることはありません。

また、コラーゲンを皮膚に塗っても皮膚の内部までは、決して浸透しません。コラーゲンの大きさは、皮膚の表面が浸透できる大きさより大きいために皮膚の内部に入っていくことはできないのです。

コラーゲンを飲んだり、皮膚に塗ったりすることは皮膚にとってまったく無意味どころか有害になることがあります。コラーゲン商品の詳しい原料と製造方法が明らかでないものが多く、有害な化学物質が使われている可能性もあります。

コラーゲンは肉や魚などの動物性の食材にしか含まれておらず、米や野菜などの植物性の食材にはまったく含まれていないのです。

コラーゲンを食べないと骨が丈夫にならないかのようなことを言っていましたが、こんな間違った理論からいうと、菜食主義者は骨はボロボロ、歯も生えてこないのですか？と言いたくなります。

しかし、菜食主義者は骨がもろい、とか骨折しやすい、などということはありません。コラーゲンを食べても飲んでも肌は潤わず、骨も丈夫にはなりません。

かといって、コラーゲンが身体に悪いのではありません。また、普通の食事をしていればコラーゲンが多くても少なくても身体の中で調節して、必要なだけのコラーゲンが作られているのです。

ヒアルロン酸で肌は潤わない

サプリメントのヒアルロン酸を飲めば肌の美容によいかのような宣伝をしている商品などがありますが、コラーゲンと同様、ヒアルロン酸を飲んでも胃腸の消化酵素で分解されてしまい、ヒアルロン酸のままで体内に吸収されることはありません。また、ヒアルロン酸がそのまま吸収されたり、注入されたとしても、そのヒアルロン酸は皮膚だけにいくのではなく、全身の臓器にいくのです。

ヒアルロン酸はN—アセチル—ブルコサミンとD—グルグロン酸が結合した多糖類の一種で、保湿能力が非常に高く、体内で合成され多くの臓器に存在し、特に細胞と細胞の間にある結合組織や関節液や血管における濃度が高くなっています。

年齢とともに減少し、皮膚においては保湿性が低下するのでシワができやすくなります。しかしこれは老化現象の一つですから、自然な体内状況です。

自然な老化現象を危機的にとらえ、ヒアルロン酸を飲むだけでシワが少なくなるような美容効果を謳っているのです。

健康な人であれば身体はその人にとって必要な量のヒアルロン酸を過不足なく作ります。しかし、肝臓に障害のある人は血液中のヒアルロン酸を肝臓で分解しにくくなり、ヒアルロン酸の血液中の濃度が正常値の約1000倍も高くなることがありますが、そのような患者さんであれば皮膚は潤っているということはありません。

国立健康・栄養研究所のホームページによれば、ヒアルロン酸について「関節炎を和らげる、美肌効果があるといわれていることについては、経口摂取による人での有効性については信頼できるデータは見当たらない」そして「外用および非経口で適切に使用する場合はおそらく安全と思われるが、経口摂取の安全性については信頼できる十分なデータがない。特に妊娠中・授乳中の使用は避けるべきである」と書いてあります。

コエンザイムQ10は薬剤だ

最近、コエンザイムQ10（以下、コQ10）がブームになっています。テレビや雑誌では美肌効果、老化防止、疲労回復、ガン予防などさまざまな効果が謳われています。しかし、何一つとして医学的な確証はありません。

そもそもコQ10とは補酵素の一つです。酵素とは、体内で物質を変化させるものです。

その酵素の働きを助けるのが補酵素です。コ＝補、エンザイム＝酵素という意味です。

コＱ10は、細胞のエネルギー生産にかかわっており抗酸化作用があり、そして年齢とともに減少していきます。テレビや雑誌では、コＱ10は年とともに減っていくものだからたくさん摂れば若返るかのように思わせるトリックを使っています。

体内の水分も食欲も自然現象で年齢とともに減少します。だからといって水をたくさん飲んだり、たくさん食事を摂れば老化防止になるなんてことはありえません。

本来、コＱ10はユビデカレノンという心臓病の医薬品でした。薬ですから当然副作用があります。皮膚の発疹、食欲不振、吐き気、下痢などです。また、高血圧の薬と併用すると血圧が下がりすぎる、糖尿病の薬と併用すると血糖値が下がりすぎる、血液を固めにくくするワーファリン剤の作用を低下させることもあります。

心臓病の薬として使われてはいましたが、その効果は怪しいものでした。コＱ10を飲んでも心臓病が改善されなかったという報告が少なくないのです。

コＱ10を心臓病の薬としては使いにくくなってしまったためにサプリメントに切り替えようとしたのか、アメリカでは十数年前からサプリメントとして販売されるようになりました。日本でも平成13年3月からサプリメントとして販売されるようになりました。

医薬品としてのコQ10の1日の摂取量は30ミリグラムと決められています。しかし、サプリメントとしてのコQ10には摂取量の制限がないため、1日100ミリグラム前後の摂取となっており、中には300ミリグラムの摂取を許容するものもあります。もし、副作用が起きても法的には誰も責任を取らなくてもよいのです。

コエンザイムQ10は活性酸素を発生させる

また、コQ10、カテキンなどのポリフェノール、ビタミンC、ビタミンEなどのサプリメントは抗酸化物質であるから身体によいと思われています。

抗酸化物質は細胞を傷つける活性酸素から身を守ると言われているからです。どのように身を守るかというと、活性酸素が細胞を傷つける前に抗酸化物質が活性酸素と結びつくのです。

しかし、活性酸素と反応したコQ10は酸化型コQ10に変化し、新たに活性酸素を発生させる有害物質になることがあります。テレビもメーカーもコQ10などの抗酸化物質の都合のいいことだけ言って、都合の悪いことは言わないのです。

食べ物に含まれている抗酸化物質や、体内で自然に作られた抗酸化物質はこのような有害物質に変化しにくく、食べ物から抗酸化物質だけを抽出したり、発酵法で抗酸化物質を作って高濃度に精製したサプリメントは有害物質に変化しやすいと言われています。

コQ10は、どんな食べ物にも微量ですが含まれています。食べ物からコQ10を摂取した場合、胃腸の消化吸収が働いて体内に取り込まれます。ところが、サプリメントとして精製されたコQ10を摂取すると、胃腸の消化吸収が働かなくてもよくなり、胃腸の機能が低下する恐れがあります。

また、コQ10は体内でも作られています。サプリメントとして摂取すると体内でコQ10を作る必要性がなくなり、コQ10を作る能力が低下する恐れもあります。

α《アルファ》―リポ酸は薬剤だ

相変わらずα―リポ酸のサプリメントが新聞や雑誌などの広告をにぎわしています。コエンザイムQ10と同様、厚生労働省が医薬品であるα―リポ酸も食品にしてしまったのです。

α―リポ酸は、体脂肪を減らしダイエット効果があると宣伝しています。しかし、糖や中性脂肪の代謝に働いていることは事実ですが、体脂肪を減らせるという効果は人では認められていません。

α―リポ酸は元々チオクト酸アミドという医薬品でした。亜急性壊死性脳脊髄炎や抗生物質による中毒性内耳性難聴など、特殊な病気に使われる薬ですが、効果は乏しくあまり使われていません。

副作用として食欲不振、吐き気、下痢などが現われることがあります。医薬品としては1日の服用量は60ミリグラムまでと定められています。しかし食品扱いになると、サプリメントとしては摂取量に制限はありません。広告を見ると「1日100ミリグラムを摂りましょう」と書いてあります。

α―リポ酸が医薬品では60ミリグラムまでしか服用してはいけないと定められているのは、これ以上摂ると副作用が現われやすくなるからです。にもかかわらず、サプリメントであれば100ミリグラムどころか制限がないわけですから、自分で判断して200ミリグラムでも300ミリグラムでも飲んでもかまわないということです。

サプリメントとしては摂りすぎるためか、肝臓障害の副作用が現われることがあるようです。それで副作用が現われても誰も責任は取りません。責任を取らなくてもよい法律になっているのです。

こんなばかげたことがあっていいものでしょうか？　コエンザイムQ10にしろ、α―リポ酸にしろ元々医薬品であったものを食品として認めること自体、厚生労働省のやっていることは異常としか思えません。おそらくサプリメントメーカーや政治家との癒着があるのでしょう。医薬品としては効果が少なく、売れなくなった薬剤をメーカーとしてはなんとかして売りたいと策略しています。よって今後、同じようなことはいくらでも起こる可能性があります。

アミノ酸でダイエットはできない

「アミノサプリ」とか「燃焼系」とかアミノ酸飲料がブームになり、アミノ酸を摂りさえすれば脂肪を燃焼してダイエットできるかのように言われています。

しかし、アミノ酸とはどういうものかを正確に答えられる人は少ないようです。アミノ酸とは、タンパク質を構成している成分です。

大豆や肉などを食べた場合、含まれているタンパク質は分子量（粒子の大きさ）が大きすぎてそのままでは吸収されないので、胃腸の消化液でアミノ酸に小さく分解され吸収されます。

吸収されたアミノ酸は、体内でいくつか集まりタンパク質となって合成され、血となり肉となるのです。

また、米や野菜などのでん粉は糖に分解され、吸収されます。脂肪は脂肪酸とグリセリンに分解されて吸収されます。

アミノ酸を製造する遺伝子操作菌

アミノ酸のダイエット効果を考える前に、アミノ酸飲料に使われているアミノ酸はどのように作られているかを調べてみましょう。アミノ酸の製造方法には抽出法や酵素法などがありますが、最近では発酵法で作られているアミノ酸が多いようです。

発酵法とは、特殊な細菌に糖質などの原料を食べさせ、アミノ酸などの目的とする物質を作らせる方法です。ここで問題なのは突然変異法を用いた遺伝子操作菌を使っていることがあり、目的とする物質以外にどんな有害物質を生産しているか分からないということです。

このような発酵法でアミノ酸飲料のアミノ酸以外に化学調味料などのアミノ酸、酵素、ビタミン剤、クエン酸、乳酸、抗生物質、ホルモン剤、食品添加物などが作られています。

「アミノ酸など特定の成分を多く作る」「よい香りがする成分を作る」「目的とする物質を早く大量に作る」など特殊な能力を持った発酵菌を作る方法があります。細菌に紫外線・X線・ガンマ線などの突然変異誘発物質を用いて突然変異させた細菌を作ります。これを遺伝子操作菌と言います。当然安全性に疑問があるにもかかわらず、規準や表示義務はありません。

また、発酵法に使われている細菌は遺伝子操作の問題だけではなく、菌を培養する培養液にも不安があります。人工培養するための培養液に人工的な栄養剤が使われていることがあります。その内容は企業秘密で分からないことが多いのですが、麹菌や酵母菌などの人工培養の培養液に使用する原料と同じようなものを細菌によって使い分けているようです。

アミノ酸のトリプトファン事件で38人の死者

平成元年アメリカで健康食品のトリプトファンを摂っていた人たちの中でＥＭＳ（好酸球増加・筋肉痛症候群）という病気が多発し、死者38人、被害者１５００人が出ました。

トリプトファンを作る能力を持った細菌に別の種類の細菌の遺伝子を組み込み、さらに多くのトリプトファンを生産できる能力を持った遺伝子組み換え細菌を人工的に作り出し、製造していました。ところが、同時にEBTとPAAという有害物質も生産するような細菌になってしまっていたのです。この有害物質が原因で全身の筋肉の痛み、呼吸困難、皮膚の発疹などを引き起こすEMSという病気になったのです。

アミノ酸やクエン酸や酵素などをたくさん作る能力を持った遺伝子操作菌は、被害者が続出するような強い有害物質を出していなくても、毒性の弱い有害物質を出しているかもしれないのです。

ギャバのトリック

ギャバとはアミノ酸の一種であり、γ《ガンマ》―アミノ酪酸の略名でGABAです。脳内に存在し、神経の興奮を高めるドーパミンなどの神経伝達物質を抑制する働きがあります。

そのため、抗ストレス、血圧上昇抑制、精神安定などの作用があると言われており、発芽玄米にはギャバが多く含まれていると言われています。

しかし、ギャバを食べ物やサプリメントで摂取しても、血液から脳へは直接取り込まれません。にもかかわらず、ギャバを摂取すればいろいろな効果があるかのように言われていますが、まったくありえないトリックです。

国立健康・栄養研究所のホームページには「ギャバにはリラクゼーション効果がある、などといわれているが、ヒトでの有効性については、信頼できるデータが見当たらない。安全性についても、信頼できるデータが見当たらないため、妊娠中・授乳中の使用は避けるべきとされている」と書いてあります。

ギャバの健康効果の謳い文句には、だまされないようにしましょう。

ミカンを食べても風邪の予防はできない

いまだにテレビの健康トリック番組などでは「風邪の予防のためにビタミンCを摂りましょう」などと迷信を言っています。そもそもこんな迷信は、アメリカのノーベル賞受賞者が「サプリメントのビタミンCは風邪の予防に効く」と言いはじめたことから生まれたのです。「ノーベル賞受賞者」というブランドに特に弱い日本人は、何の疑いもなく信じこんでしまったのです。

アメリカの政府機関である食品栄養審議会は「詳細な調査をしてもサプリメントのビタ

ミンCが風邪を防ぐという医学的根拠がない」として「風邪の予防のためにサプリメントのビタミンCを服用しないように」と言っています。

わざわざこのような発表をしたのは、サプリメントのビタミンCを常用している人の中で、相当数の副作用が報告されるようになったからです。そして「常用するとどのような危険な状態になるかは医学的にまだ分かっていない」とも言っています。

ビタミンCは活性酸素を消去する能力はありますが、反対に活性酸素を作り出す能力もあるのです。ビタミンCを摂った場合、身体の中で活性酸素消去と活性酸素生成がどのように作用するかは、まったく分かっていません。

人間の身体は自己良能力で必要に応じて活性酸素を作ったり、消去したりしています。ビタミンCを飲んで、不必要に活性酸素を作ったり消したりすることが結果的に有害な作用を示すことになります。

もし、ビタミンCを常用して風邪をひかなくなったら、必ず副作用があります。風邪をひかなくなった、というより風邪もひけないほど抵抗力が弱ったのかもしれません。

風邪は万病の元ではなく、風邪は万病の予防ですから、1年に1、2回は風邪をひいて身体の大掃除をしたほうがよいのです。

では、ビタミンCのたくさん含まれている果物や野菜をたくさん摂ればよいかというと、そうでもありません。

食べ物には身体を育《はぐく》む生理作用はあっても、病気を予防したり治療したりする薬理作用はありません。いくらミカンをたくさん食べても、風邪の予防にはなりません。

かといって、ミカンを食べないほうがよいと言っているのではありません。ビタミンとかミネラルとか薄っぺらな栄養学など気にせず、より安全なものを美味しく楽しく食べたほうがよいでしょう。

サプリメントで死亡率が上昇？

デンマークのコペンハーゲン大学などがアメリカの医師会誌でサプリメントの摂取で死亡率が高くなると発表しました。この研究は23万2600人を対象にビタミンA、ビタミンC、ビタミンE、ベータカロチン、セレンの5つの抗酸化物質と言われているサプリメントの摂取の有無と死亡率の関係を調べたものです。

調査の結果、ビタミンAとビタミンEとベータカロチンを摂取していた人は摂取していない人より約5パーセント死亡率が高かったとのことです。ビタミンCとセレンの摂取の有無については死亡率は変わらなかったようです。

この研究調査は野菜や果物などに含まれているビタミンCやビタミンAなどは対象にせず、人工的に加工されたサプリメントだけを対象にしたものです。

死亡率が高いといっても、5パーセントでは誤差範囲ではないかという考えもあります。百歩譲って、変わらないとしても、サプリメントを飲んでいる人にすれば死亡率が下がると期待していたでしょうから、効果がないといえるでしょう。

しかし、23万人以上の多くの人を対象にした研究であれば、たとえ5パーセントでも、サプリメントが死亡率を高めたという可能性はあります。

その理由として考えられるのは、抗酸化作用のあるサプリメントが肝臓の解毒能力を低下させたのではないかということです。

肝臓には有害性の高い化学物質を有害性の低い物質に解毒する能力があります。その解毒作用に活性酸素が必要なのです。

抗酸化物質のサプリメントは活性酸素を低下させる作用はありますが、身体にとって有用な活性酸素の作用まで低下させれば、有害になります。

また、死亡率と一口に言っても、ガンの死亡率、心臓病の死亡率、脳血管障害の死亡率など、どの病気による死亡率が高いか低いかの詳細が分かれば、サプリメントの有害性のメカニズムがさらに詳しく分かるでしょう。

これまでサプリメントでガンの死亡率が減ったとか、いろいろな病気の予防ができたとか、このような研究は数多く発表されていますが、医学的な信頼性は低いものがほとんどです。今後、サプリメントの有害性を示す研究結果が多く発表されるかもしれません。

サプリメントのビタミンCは身体に吸収されにくい

野菜サラダを食べた場合と、ビタミンCのサプリメントを飲んだ場合とで、血液中に吸収されたビタミンCと尿中に排泄されたビタミンCの濃度の違いを比較した石神《いしがみ》昭人《あきひと》氏（東邦大学薬学部准教授・当時）の研究があります。

ビタミンCが１００㎎含まれた野菜サラダを食べた場合、血液中に吸収されたビタミンCの濃度は、１時間後には食べる前の約2・5倍、2時間後には約3倍に増えていました。そして、尿中に排泄されたビタミンCの濃度は、2時間後には食べる前と比較してほとんど変わりませんでした。

一方、ビタミンCが１００㎎含まれたサプリメントを飲んだ場合、血液に吸収されたビタミンCの濃度は、1時間後はわずかに増えていましたが、2時間後はほとんど変わりませんでした。そして、尿中に排泄されたビタミンCの濃度は、2時間後には食べる前の約2倍に増えていました。

食べ物の中に含まれている自然ビタミンCも、食物から精製して抽出したビタミンCや遺伝子操作した細菌に作らせた発酵法による人工ビタミンCも、摂取すれば体内で同じように吸収されるのかというと、そうではないのです。自然ビタミンCは、有用で必要なものであると人間の身体が本能的に判断し、血液中に吸収されやすく全身の細胞に使われやすく、排泄されにくいのでしょう。

他方、人工ビタミンCは、有害で不要なものであると身体が本能的に判断して血液中に吸収されにくく、しかもわずかに吸収されたビタミンCもすぐに尿中に排泄されてしまうのでしょう。「ビタミンCのサプリメントを飲めば、血液中のビタミンCの濃度が増えて全身の細胞に使われて身体によい」と思い込んでいる人が多いようですが、人工ビタミンCは飲んでもほとんど血液中に吸収されずにすぐに排泄されてしまうので、飲んだビタミンCの数%しか細胞が利用できていない事実を認識すべきです。

今後さらに研究が進めば、細胞内に取り込まれた自然ビタミンCと人工ビタミンCとでは働き具合の違いが分かり、自然ビタミンCは有用で、人工ビタミンCは有害なものであるということが分かってくるでしょう。ビタミンC以外のビタミンやミネラル、アミノ酸なども、自然のものと人工のものとでは、同じような研究結果になる可能性があるでしょう。

また、飲んでもほとんど排泄されてしまうのなら副作用がないと思うかもしれませんが、腸から血液中に吸収されて腎臓に運ばれるまでの間に、血液中で何らかの有害性が生じるかもしれません。さらに腎臓から高濃度で排泄されると、腎臓から尿道までの泌尿器官にも何らかの有害性が生じるかもしれません。

体内には、ビタミンCが約1500mg蓄えられています。これが300mg以下になると、ビタミンC欠乏症になって壊血病になることがあります。壊血病は、歯ぐきや胃腸などの消化管の粘膜などから出血が起こる病気です。もしビタミンCを一切含まない食事をし続けたとしても、体内のビタミンCが300mg以下になるには60日から90日もかかります。

「一食の食事で、カロリー、タンパク質、糖質、脂肪、ビタミン、ミネラル、食物繊維などの栄養素をバランスよく摂取しなければいけない」と言われていますが、一食で特定の栄養素が不足していたとしても、数日単位でバランスがとれていればまったく問題はありません。

健康な人であれば、和食を中心とした常識的な食生活をしていれば、ビタミン不足やミネラル不足など栄養不良となることはまずありませんが、ダイエットなどで偏った食生活をしていると、ビタミン不足など栄養不良となることがあります。そのとき、健康食品やサプリメントで補おうとしてもムダであり、食生活を改善しなければ問題は解決しません。

ここに1個のトマトがあるとしましょう。トマトはビタミンC何%、ナトリウム何%、リコピン何%、食物繊維何%と、各栄養素に分解することができますが、すべて合計したとしても100%にはなりません。残りの極微量の成分にはまだ名前もなく、機能もはっきり分かっていない未知の栄養素がたくさんあるのです。その数は数千種類にも及ぶと言われています。

ビタミンCやカルシウムが多いとか少ないとか、栄養学ではあたかも食べ物のことがすべて解明されているかのように説いていますが、食べ物にはまだ解明されていないことが多くあります。

食べ物は栄養素に分解することができますが、逆にそれらを集めて合成しても、もとの食べ物を作ることはできません。トマトの栄養素を集めて固めても、トマトはできないのです。人間の身体はきわめて複雑な機能を持っています。科学的に解明されているのは何千分の1、いや何万分の1かもしれません。

未知の栄養素がまだたくさんある食べ物を、きわめて複雑で神秘的な機能を持った人間が食べた場合、どのような営みが生じるのか、すべてを解明することは非常に困難なことでしょう。

食品添加物がサプリメントに化けている

以前ある患者さんがマルチビタミンのサプリメントを飲んでいました。その理由を聞くと「何種類ものビタミンやミネラルやアミノ酸が一度に補給でき、しかも保存料や着色料を一切使っていないから安心だ」と言うのです。

その原材料をみると、ビタミンC、カルシウム、ビタミンB3、バイオフラボノイド、マグネシウム、L―グルタミン酸、L―システン、L―アラニン、肝臓エキス、カリウム、ビタミンB5、ビタミンB1、ビタミンB6、亜鉛、ビタミンB2、マンガン、ベータカロチン、ピコリン酸クロム、ビタミンA、銅、セレニウム、ビタミンB12、ビタミンE、葉酸、ビタミンD、などが書いてありました。

そこでその患者さんに「酸化防止剤のアスコルビン酸やトコフェロール、リボフラビン、化学調味料の食品添加物を使った食品は買いますか」と聞くと「そんな添加物の入った食品は買いません」と言いました。しかし、アスコルビン酸はビタミンC、トコフェロールはビタミンE、リボフラビンはビタミンB2、化学調味料はL—グルタミン酸のことです。マルチビタミンのサプリメントと言っても、食品添加物のサプリメントと言えるものです。

このことを知らせると大変驚いていました。食品添加物であれば警戒しても、サプリメントとなると身体によいと思い込んで、平気で飲んでいる人が多いようです。

活性酸素のメリットとデメリット

活性酸素というと細胞のDNAや細胞膜を傷つけてしまい、いろいろな病気の要因となることがあり、活性酸素＝有害物質と決めつけられることが多いです。

しかし、活性酸素は、本来、病原体を攻撃する役割を持っており、血管を広げたり、排卵を誘発したり、生命活動に不可欠な有用物質でもあるのです。

この活性酸素の働きを打ち消すという抗酸化サプリメントとして、ビタミン剤などが身体に無条件でよいかのように謳われ販売されています。

しかし、これらの抗酸化サプリメントが活性酸素の有用な働きまでも阻害してしまうためか、抗酸化サプリメントに有害性があるという研究報告が増えています。さらに、抗酸化サプリメントが体内で酸化して、身体にとって有害な働きをすることがあります。

無肥料無農薬栽培の野菜は一般栽培の野菜より活性酸素を消去する能力が高いという事実があります。しかし、無肥料無農薬栽培の野菜は活性酸素を多く消去するから身体によいという単純なことではなく、本来の野菜であれば活性酸素を消去する酵素などが本来必要なだけの量を含んでいるということであり、一般栽培の野菜は少ないということです。

また、人工的な化学物質は体内で活性酸素を発生させることが分かっており、その活性酸素は有害な働きをすると考えられます。しかし、体内で必要に応じて自然に発生した活性酸素は有用な働きをすると考えられます。

以前、運動すると酸素を大量に吸い込み、そのため活性酸素がたくさん発生するので、運動は身体に悪い、と馬鹿げたことを言い出した学者がいます。しかし、発生した活性酸素より有害な活性酸素を消去する能力のほうが高まるのです。

基本的にはどんなものでもメリットもあればデメリットもあります。今の商業主義は売る側の都合の良い情報しか言わず、都合の悪い情報は言わないのです。

第三章

健康イメージのウソ

アンチエイジングで老化防止はできない

最近アンチエイジング（抗加齢）が話題になっています。そして老化の状況を検査するという、アンチエイジングドックを行なう病院が増えています。

老化防止といっても、そう簡単に老化を防ぐことなどできるはずがないことは常識で考えても分かりそうなはずですが、健康ブームや病院が行なっているからということで信じてしまう人たちが少なくないようです。しかも病気になって受ける検査ではないため、健康保険が使えず、料金は一人3～5万円くらいで高額です。

アンチエイジングドックの検査は血液検査や骨密度などですが、老化を判定できる医学的データはほとんどなく、病院ごとに検査内容や診断にばらつきがあります。

そして治療といえば、ホルモン剤、サプリメントの摂取、食事療法、運動療法などです。ホルモン剤で一時的に表面上は老化を防止できたとしても、その副作用で老化が促進されることもあります。サプリメントで老化を防止できるという医学的データはありません。

食事療法として有名レストランで有名シェフと医師とが共同開発したというアンチエイ

ジングメニューを出しているところがあります。なんの医学的根拠もなく老化防止に役立つという食材を使って抗酸化作用や中性脂肪などを減らすといっています。

しかし、無農薬とも無添加ともいっていません。アンチエイジングメニューといっても、その料理に使われている食材に使用している農薬、化学肥料、食品添加物などの化学物質はおそらく数十種類になるでしょう。こんな食べ物では老化防止どころか老化促進になりかねません。

また、ある大学病院ではこともあろうに清涼飲料メーカーと老化防止の食品開発をはじめています。最初からできるはずのないものを開発する前に、清涼飲料の有害性を研究すべきです。

アンチエイジングドックを受け、老化防止と称する治療を受けても効果がないという苦情も少なくありません。そこで日本抗加齢医学会では、専門医の認定制度を設けたり、検査法や指導法のガイドラインの作成をはじめたりしています。

そして今後の研究で科学的根拠に基づいたデータを積み上げていきたい、と言っています。ということは、アンチエイジングドックや治療で老化防止ができるとはまだ断言できないと言っているのです。にもかかわらず誰でも簡単に老化防止ができるかのような治療は医師法に違反しかねないものです。

本来であれば厚生労働省が調査をし不適切と判断すれば、病院に改善命令を出すべきです。しかし、医師会と厚生労働省と政治家の癒着を考えるとできないことでしょう。もっと国民が利口になってこんなサギ治療にひっかからなければよいのですが、安易に老化防止を期待する人が少なくないことも問題なのです。

スローフードは安全か

スローフードという言葉は１９８６年にイタリア北部のピエモンテ州のブラという小さい町から生まれました。

当時、ローマのスペイン広場にハンバーガーショップのマクドナルドが開店しました。ハンバーガーなどのファーストフードにイタリアの食が脅かされるのではないかと危機感を感じた人たちによって、スローフードという言葉が生まれ、スローフード協会が発足しました。今では世界の約40か国に約８万人の会員がいるとのことです。スローフード運動の具体的な活動内容は、

1、消えつつある伝統的な食材や質の高い食品を守ること

2、質の良い食材を提供している小さな生産者を守ること

3、子供たちも含めた消費者に味の教育を勧めること

1のような食材であれば市販のものより安全でしょうが、残念ながら食の安全性については定義付けられていません。

日本では、2000年頃からスローフードという言葉が流行り始めました。その後、スローフードという言葉だけが独り歩きをし始めました。スローフードの明確な安全性の定義や認定がほとんどないため、生産者や販売者側の都合の良いように、スローフード、スローフードレストラン、スローライフなどの言葉が使われるようになってきました。

スローフードを名乗る食材やレストランがたくさんありますが、原材料や製造工程などの詳しい内容を公開しているものがほとんどありません。

無肥料無農薬の農産物を使った食材や天然の発酵醸造菌を使った食材はほとんどありません。なかには農薬を使った食材や化学調味料などの食品添加物を使った食材もあるでしょうが、情報公開をしていないため、消費者には判断ができません。

提供する側に都合の良い情報しか消費者に公開しないのは大手メーカーだけではありません。自然食の業界も同じようなものです。

これまでに自然食の販売やレストランを経営したいという人から相談を受けたことが何度もあります。そのとき、まず最初に聞くことはその人の食生活です。自然食を利用していない人が少なくないのです。

自然食を消費者に提供しようとする人自身が自然食を利用していないのでは話になりません。自分たちは食べないような食品を消費者に売っている大手メーカーと考え方は同じようなものです。商売のためだけに自然食を利用しようとしているのです。

このような人が自然食の仕事を始めてもいいかげんな自然食を扱ったり、都合の悪い情報は消費者に伝えなかったりして、信用を失い、うまくいかないことがよくあります。スローフード＝安全というイメージに惑わされないようにしましょう。

ロハスはファッションか

ロハスも最近の流行語で、いろいろな問題があります。ロハスとはローハスともいわれ、Lifestyles Of Health And Sustainability の略で頭文字を並べてＬＯＨＡＳとなったようです。

日本語に訳をすると、「健康と持続可能なライフスタイル」となります。健康や環境問題に関心の高い人々のライフスタイルとされています。

ロハスという言葉は、1998年頃からアメリカで健康や環境に意識の高い人たちの間でビジネス用語として使われるようになったようです。日本では2002年に初めて「健康と環境を志向するライフスタイル」と訳され紹介されました。

ロハスといっても、漠然としたイメージで具体性がないため、スローフードと同じように、生産者や販売者が販売目的でロハスを使ったり、消費者がファッション感覚でロハスを使っているのが現状です。環境問題や健康を重視したライフスタイルがロハスであるはずなのですが、これらにまったく該当しない商品をロハスと言ったり、これまでスローフードとかスローライフと言っていたものをロハスに置き換えているようなものもあります。

農産物でいえば、無肥料無農薬栽培こそがロハスに適合すると思われるのですが、ふさわしくないものにもロハスという言葉が乱用されるようになりました。信頼性の低いものと同じように判断されないためには、無肥料無農薬栽培はロハスである、とは言わないほうが良いでしょう。

アルカリ性食品と酸性食品を分けるトリック

酸性、アルカリ性というと、まずリトマス試験紙を思い出すでしょう。青いリトマス試験紙が赤に変われば酸性、赤いリトマス試験紙が青に変わればアルカリ性、何も変わらなければ中性です。

色の変わり方が分からなくなったときは「赤い信号が青に変われば歩ける、アルカリ性」と思い出してください。

「アルカリ性食品は健康によい」とか「酸性食品を食べると血液が酸性になる」などということを、一度は見聞きしたことがあると思います。しかし、なんとなくもっともらしく聞こえるこのような説は、実は科学的に根拠のない健康トリックなのです。そのカラクリを説いていきましょう。

酸性食品とかアルカリ性食品といって区別をしていると、食品そのものが酸性やアルカリ性であると思えてきます。ところが実はそうではなく、食べ物を特殊な方法で燃やして残った灰を分析し、それぞれに区別しているのです。

それでは具体的に、どのような方法で食品を酸性とアルカリ性に区別するのでしょうか？　ニンジンを例にとって考えてみましょう。まず、ニンジン100グラムを約500度で燃やして灰にします。その灰を水に溶かし、ミネラル成分を検出します。

このミネラルの中でリン、塩素、イオウのように体内で酸性を示す成分と、ナトリウム、カリウム、マグネシウムのようにアルカリ性を示す成分のどちらが多いかで、酸性食品とアルカリ性食品に区別しているのです。すなわち食べ物そのものの酸性、アルカリ性を測定しているのではないのです。

ニンジンやジャガイモなどの野菜の多くは、燃やした後の灰にアルカリ性成分が多いのでアルカリ性食品、マグロや鶏肉などの肉類の多くは、酸性成分が多いので酸性食品とされています。

こんな測定方法が人間の身体にそのまま当てはまるのでしょうか？　人間が食べ物を食べ、栄養素が消化吸収されて細胞内で代謝されることを燃焼といいます。このような測定方法は、体内の反応を実験室の試験管内での燃焼に置き換えたトリックなのです。

まさか、人間の体内が500度という高温になるはずがありません。試験管内での反応と、人間の体内で起こる反応とは、同じではありません。

酸っぱい梅干がアルカリ性食品な理由

アルカリ性食品の中でも身体によいと誤解されている代表的な食べ物は、何と言っても梅干でしょう。梅干は「酸っぱいので酸性だが、体内に吸収されるとアルカリ性になる」と言われていますが、これにもカラクリがあります。

梅干は、酸っぱくて酸味の強い食品ですから、梅干そのものは酸性です。その酸味はクエン酸などの有機酸で、高温で燃やすと二酸化炭素と水に分解されてしまうため、灰には残りません。

灰に多く残るのは、アルカリ性成分のナトリウム、カリウム、マグネシウムなどです。つまり、この測定方法が本来酸性である梅干をアルカリ性食品という名に変えてしまうトリックなのです。

「酸アルカリ平衡」とは

食べ物は人間の血液の酸性、アルカリ性にどのような影響を及ぼすのでしょうか？　人間の血液はｐＨ7・35～7・45の弱アルカリ性に常に保たれています。ｐＨとは血液の酸性、アルカリ性を示す指標で、pH7が中性、7未満が酸性、7より高いとアルカリ性です。

アルカリ性食品とされている食べ物にはアルカリ性成分も酸性成分も、両方含まれており、どちらが多いかは食べ物によって違います。酸性食品にも同じことが言えます。食べ物を燃やさずに成分そのものを測定すれば、アルカリ性食品とされている梅干のように、クエン酸などの酸性成分がアルカリ性成分より多く含まれている食べ物もあります。

また、アルカリ性成分の多い食べ物を摂ったとしても、胃の中に入れば胃酸のため、すぐに酸性になってしまい、腸の中に入れば消化液の影響でアルカリ性になります。酸性成分の多い食べ物でも同じことがいえます。

もし、アルカリ性成分が体内に多く吸収されたり、酸性成分が体内に多く吸収されたとしても、人体内では赤血球、肺、腎臓などが酸性、アルカリ性を調節してpHを常に7・35～7・45に保つようにしています。

このように、ほぼ一定の値にpHが調整されることを「酸アルカリ平衡」といいます。これは、体内環境を一定にしようとする恒常性（ホメオスターシス）の一つで、気温が高くても低くても体温を一定に保とうとするのと同じようなことです。

したがって、酸性食品やアルカリ性食品を多く食べたりしても、血液のｐＨが大きく変わることはなく、「酸性食品をたくさん食べると、血液が酸性になって病気になる」ということもありません。

酸性食品に分類されている肉を多く食べ過ぎると、病気になることがありますが、これは脂肪の摂り過ぎや野菜不足などの偏食が原因であり、肉が酸性食品であることとは関係ありません。

このように通常は血液のｐＨが一定に保たれていますが、病気になると、このバランスが崩れる場合があります。例えば、嘔吐や利尿剤、ホルモン剤の副作用でｐＨが７・45を超えると、アルカリ性血（アルカローシス）になり、ｐＨが８・０を超えると人間は死んでしまいます。

また下痢、糖尿病、腎臓病などでｐＨが７・35を下回ると、酸性血（アシドーシス）になり、ｐＨが６・８を下回ると人間は死んでしまいます。つまり人間の血液は、アルカリ性が正常と言ってもアルカリ性に傾き過ぎてもよくないのです。血液をアルカリ性に保つのもほどほどが大切なのです。

アルカリ迷信のはじまり

ではなぜ、「酸性食品は身体に悪い」「アルカリ性食品は身体によい」という、間違ったアルカリ迷信の健康トリックが作られたのでしょうか？　最初に、アルカリ性食品の重要性を強調したのはスイスの学者でした。19世紀の終わりに、食品のミネラル成分の研究が盛んに行なわれた頃のことです。

さらに戦後、食事が欧米化し、主食である米飯を減らして、副食を多く摂ることがよい、と間違った食事指導がされるようになりました。米飯は酸性食品だから控えめに、野菜、果物はアルカリ性食品だから多く摂るように、という安易な指導です。

このような考え方がいつの間にか酸性食品は身体に悪い、アルカリ性食品は身体によい、という誤った考え方にまで発展してしまったのです。そして健康食品ブームの波に乗って、一般受けしやすいアルカリ性食品は勢いを増し、アルカリ迷信が出来たようです。

この酸性食品とアルカリ性食品という言葉は、もともと日本でしか使われていませんでした。しかし、日本の間違った健康食品ブームが外国の一部に波及し、酸性食品やアルカリ性食品という言葉が、世界でも使われ始めたことは残念なことです。このような健康トリック用語は使わないようにしなければならないでしょう。

薬膳料理で健康にはなれない

薬膳といえば、漢方薬を使った料理で身体によいかのように思われており、最近では中華料理店などで薬膳料理がブームになっています。漢方薬を使った食事で病気を治したり、健康を維持しようと考えているのでしょう。

しかし、漢方薬は一時的に症状を抑えるだけで、病気そのものを治すことはできず、必ず副作用があります。漢方薬を病気の人に使うことでさえ問題があるのにもかかわらず、一般の人に一律に同じ漢方薬を使うことは大変危険でしょう。

苦く、味わいのない漢方薬を食べ物に混ぜてしまうと、当然味は落ちてしまいます。せっかく美味しく食べようとする料理が味気ないものになってしまいます。食は文化であり、芸術でもあります。安全な食材で、美味しく食べてこそ本当の栄養になるのです。

「漢方薬は自然のものだから副作用がない」とか「漢方薬には四千年の歴史があり、副作用がないから、長年飲んでも安全」と信じている人が少なくないようです。しかし、漢方薬も薬である以上、必ず副作用があります。

薬というものは、一時的に症状を抑える対症療法であり、「薬は本質的に毒」なのです。トリカブトやフグの毒のように、天然で自然のものにも毒はあるのです。

最近では、医師が行なう治療の中で漢方薬が扱われることも多くなってきました。しかし、漢方薬を処方することは大変難しく、正しく処方できる人は日本では少ないといわれています。漢方薬は、個々人の体質や症状から判断して処方されるものです。これに対し、西洋医学は検査で得た病名で薬を処方することが多いのです。したがって、漢方薬を西洋医学的に病名から誰にでも画一的に処方すると、うまくいかない場合があって当然です。

また、漢方薬の正しい処方は、患者さんが生まれてから今日までの病歴はもちろん、食生活などの生活歴、住んでいた場所、家族歴などを十分確認していかなければできないともいわれています。

そして、もし正しく処方できたとしても、対症療法であり、病気そのものが根本的に治るものではありません。

漢方薬の副作用としては、なんと発ガン性も指摘されています。発ガン性に繋がる変異原性の研究で、20種類の生薬に陽性反応が認められたという報告があります。漢方薬には副作用がないと信じている人は、発ガン性があるなどとは夢にも思わないでしょうが、現実にはあるのです。

1976年に漢方薬が健康保険扱いになることが決定したとき、厚生省（現・厚生労働省）は発ガン性の有無の調査を行なっていなかったのです。変異原性は催奇形性にもつながることから、妊娠中、あるいは出産計画中の女性は特に漢方薬の服用を控えるべきでしょう。

西洋薬には多くの副作用があり、その症状も強く現われることが少なくありません。それに対して漢方薬は副作用の症状が弱く出る傾向にあります。

しかし、薬としての有害性を考えた場合、副作用の症状が強いものより、弱いもののほうがその害が少ないかというと、そうとも言いきれません。

漢方薬を多く使った場合、西洋薬に比べて副作用の症状は弱くても、長く続くことがあります。これは、漢方薬の副作用の症状が出にくいためと考えられます。漢方薬は自分自身の身体が持っている、薬剤の排除能力を低下させるからかもしれません。そのため、発ガン性が生じるのでしょう。

このように、薬の有害性は副作用の強弱だけでは判断できないことがあるのです。薬を飲んで副作用が現われても現われなくても、薬そのものは身体にとって毒であり、薬を飲めばそれは薬毒になります。

漢方薬は、よく体質改善のために使うといわれていますが、漢方薬に限らず、西洋薬でも健康食品でも、モノで体質を改善することはできません。そもそも体質という言葉自体が漠然とした表現で、何を表わしているのか、はっきりしていません。

病気になると、まず病院に行き、西洋薬の処方を受けることが多いようです。しかし、思うように治らず長引くと、漢方薬は副作用がないから安心だと誤解し、何の不安もなく漢方薬を常用する人がいます。よかれと思った漢方薬でも体質は改善せず、病気も治らず、それどころかいろいろな病気を作り出すこともあります。

デトックスは「毒出し」か「毒入れ」か

最近「デトックス」という毒出し発想がブームになっているようです。しかし、その内容をみてみると毒を出しているどころか毒を入れているといっても過言ではありません。

毒出しといっている根拠はいろいろありますが、腸内で有害物質を吸着して排出するという食物繊維などを多く摂るという考えがあります。食物繊維などは有害物質だけを吸着し、排出してくれればよいのですが、そうはいきません。有用なミネラルも吸着し、排出してしまいます。そして、食物繊維の多いごぼうやこんにゃくなどがよいといわれていますが、農薬や食品添加物のことは何も言っていません。

また、活性酸素を抑えるためにビタミンCが多い小松菜などがよいといわれています。しかし、農薬は勿論、小松菜などに多い有害な硝酸性窒素のことは何も言っていません。さらにサプリメントとしてビタミンCを摂ると、体内でビタミンCが酸化し、有害な酸化型ビタミンCに変化します。このような危険性には何も言いません。すなわち、毒を出そうとしていることが、実は逆に毒を入れていることにもなりかねないのです。

衣食住の生活環境の有害物質の話をすると「有害物質を身体から排出するには何を食べたらよいか?」とよく聞かれます。しかし残念ながら、そんな都合のよい食べ物はありません。

ただし、人間の身体には体内の有害物質を排出する浄化能力が備わっています。運動して汗をかくのも一つの方法です。今の普通の生活では有害物質が身体の外へ出る量より、生活環境内から身体に入ってくる量のほうが多いために身体に溜まってくるのです。

ですから、入れる量を出す量より減らし、身体に溜まる有害物質を減らすしかありません。入る量を減らす努力もせず、何か特別なものを食べて、楽に出す量を増やそうとしても人間の身体はそんなに都合よくはできていません。

また、人間のことだけを思えば体内の有害物質が減ればよいと考えますが、排出された有害物質は川や海や土や空気の地球環境を汚染しているのです。有害物質を買わない、使わない、そして作らない、というようにしなければ根本的な解決にはなりません。

デトックスのフットバスのカラクリ

エステサロンなどで足の裏から体内の毒素を出すといっている足浴のフットバスにはカラクリがあります。

あるテレビ番組で、エステサロンなどの従業員が足浴をするためのイオンアダプターの電気分解装置のついたフットバスに食塩を入れると、約30分で浴槽のきれいな水の色が茶色や緑色などに変わり、ドロドロの水になり、足の裏から出た毒素だと言っていました。

そのカラクリは電気分解装置のステンレスのプラスの電極から電気分解によって出てきたクロム、鉄、ニッケルなどの重金属などです。色が変わるのは体内の毒素ではなく、電極のステンレスが化学変化して出てきた成分なのです。クロムなどは有害な重金属ですから、身体に悪影響を及ぼすこともあります。金属アレルギーの人では足の皮膚に皮膚炎を起こすかもしれません。

エステサロンなどでは人によってまた体調によって色が変化し、その色によって身体のどこが悪いかが分かるといっています。しかし、ステンレスの成分のクロムは水に溶けると緑色に、鉄は薄緑や赤などの色がつくのです。

色が変わるのはフットバスのお湯の量や温度、お湯に入れる食塩の量などの違いによるものです。人や体調によって色が変化するのではないのです。

エステサロンのホームページなどには水の色と病気との関係について、黄緑色は腎臓・膀胱・泌尿器系、オレンジ色は関節・腰、茶褐色または黒色は肝臓・胆嚢、深緑色は胆嚢・循環器系、白色泡沫はリンパ腺・婦人科系、白色斑は胃腸、黒色斑は金属物質の蓄積、赤色斑は血管など、白色脂肪は血液・内臓、と書いてあります。当然、ありえないことでウソです。

また、この装置からは泡が出てきますが、これはマイナスの電極から電気分解によって出てきた水素です。この水素が足の裏から出てきた体内の毒素と反応して色が変わるといっていますが、体内の毒素の成分が足浴で出てくることは医学的にはありえません。

ただし、温浴によって足から汗をかけば尿素や尿酸などの老廃物が出ることはあります。なにも足浴をしなくても歩いたり、走ったりして汗をかく、そのほうがお金もかからず、たくさん汗をかくことができます。この装置は使用する人がリストバンドの電極を持って、身体に微弱な電流を流して使うのです。たとえ微量とはいえ身体に電流を流すことはなんらかの悪影響を及ぼすとも考えられます。

番組で「フットバスに足を入れず、代わりにスプーンを入れても同じように変化した。足を入れて変化した水とスプーンを入れて変化した水を分析したが、ほとんど変わらなかった。エステサロンでは客寄せのためにデトックスをアピールしてフットバスを使い、さらにいろんなメニューを勧めている。利用料金は数千円だが、自宅で行なうために購入すると約20万円もする。しかも定価は70万円だから、20万円なら安いと思って買う人がいた。製造元は中国で日本の代理店が購入し、エステサロンなどに販売している。エステサロンは代理店を信じていた、このカラクリを知らなかった、と言っており、一方代理店はエステサロンなどに客に体内の毒が出るといった誤解を与えるようなことは言わないようにと指導している、と言っており、お互いが責任をなすりあっていた」などと報告していました。

このような商売は医師法違反、詐欺行為などの犯罪と言えますから、行政や警察が取り締まりをすべきです。だまされてエステサロンなどでフットバスを利用した人は料金を返すよう請求し、受け入れられなければ裁判を起こすべきです。毅然とした態度を示す消費者が少ないことが、このような悪徳業者が減らない要因になっているのでしょう。

食育の食害

最近、食育の活動が盛んになっています。厚生労働省、農水省、文部科学省、地方自治体、学校、NPO、市民団体、スローフード協会、そして食品メーカーまでが食育に取り組んでいます。内容は食生活を見直す、食の自給率を考える、農作業の体験をする、などさまざまな活動が行なわれており、評価できるものもあります。

しかし、食の安全性については曖昧です。農薬や食品添加物の有害性を強くアピールしている食育の団体は、ほとんど見当たりません。農薬や食品添加物の有害性を指摘せずに、まともな食育などできるはずがありません。

それどころか農薬や食品添加物の問題から目をそらす目的で、食生活の改善などを食育の中心にしているかのように思える団体もあります。

また、有名レストランというだけで、そこのシェフを呼んで小学生にフォアグラとトリュフとキャビアの世界3大珍味を食べさせ、「これが食育だ」ととんでもないことをやっている学校もあります。これでは食育どころか食害です。

みなさんの中で、農薬や食品添加物の有害性を強くアピールしている食育団体を知っている方がいれば教えてください。

食育は誰のためか

そもそも「食育」とは、子供や親のために食の教育をしようというものです。子供の頃から知識や体験学習で食の大切さを教えようという活動で、ためになる活動と思われますが、現実には多くの問題があります。

食文化を正しく伝えている活動もありますが、なかにはその食育を食品メーカーが企業のPR目的で行なっているようにみえるものもあります。添加物を使った食品メーカーや健康食品メーカーが、小学校などで食育を行なっていますが、このようなメーカーに正しい食の情報を提供できるとはとても思えません。学校も総合学習で、しかも無料で食品メーカーが食育をしてくれるということで、その内容も吟味せず、安易に行なっているようです。化学調味料や農薬などの有害性を一切伝えず、何が食育かと言いたいものです。

また、厚生労働省は食育を国民運動にし、食育基本法を成立させました。しかし、定義も曖昧で具体的な内容に乏しく、課題も多いのです。食育については文部科学省、農水省も独自の構想があり、3つの行政がバラバラに動いており、ただ食育という言葉だけが独り歩きしているようです。

食品メーカーや行政では利害関係が先行してしまい、本来の食育というものはできないでしょう。もし、みなさんやお子さんが食育を体験する機会がありましたら、化学調味料や農薬の有害について質問してみてください。どのような答えが返って来るでしょうか？

「植物性」にだまされてはいけない

合成洗剤や化粧品の宣伝文句でよく「植物性」だから安全だ、といっていますが、とても安全とはいえません。

合成洗剤や化粧品に使われている合成界面活性剤は従来、石油を原料に作られていました。「植物性」といっている合成洗剤は原料の油を石油から植物性の油に変えただけで、製造方法はほとんど同じように化学合成していますから、有害性はほとんど変わりません。

植物性の油といっても、原料は遺伝子組み換えの大豆や綿実などを使っているかもしれません。当然、石油系の農薬や化学肥料を使っているでしょう。有機肥料といっても、家畜の糞尿は動物性であり、その家畜のえさの農産物には石油系の農薬や化学肥料を使っているでしょう。

また、原料の大豆や綿実から油を抽出する際、ノルマルヘキサンなどの石油系の化学物質を使っているかもしれません。

植物性をアピールしている合成洗剤や化粧品の合成界面活性剤以外の洗剤や化粧品の成分をみると、保湿剤のプロプリングリコールなど通常石油から作られる化学物質がよくみられます。プロプリングリコールはすべて植物性の原料だけで作れないことはないですが、石油系の原料を一切使わず植物性の原料だけで作ればコストはかなり高くなります。おそらくほとんどが石油系を原料に作っているでしょう。

「植物性」といっても、そのほとんどに石油系化学物質が使われており、すべて植物性であっても化学合成しているものを安全とはいえません。

化学調味料のアミノ酸は植物であるサトウキビの廃糖蜜を原料としているから安全だ、

などとはいえないのと同じです。

酸素入り飲料のトリック

「現代人は酸素不足だ」といい加減なことを言って、酸素吸入できる酸素バーなるものがあるようです。さらに最近では、水に酸素を溶かした「酸素入り飲料」がコンビニなどで売られています。

通常の水には酸素はわずかしか溶けていません。500ミリリットルの酸素入り飲料には通常の数十倍の30ミリグラムの高濃度な酸素が溶け込んでいるとのことです。

しかし、成人は1回の呼吸で約500ミリリットルの空気を吸い込みます。空気の酸素濃度が約20パーセントですから、すべての酸素が吸収されれば約100ミリリットルの酸素を肺から吸収します。

1回の呼吸で500ミリリットルの酸素入り飲料より3倍以上の酸素を吸収しているのです。これではわざわざ酸素が入った水を飲む必要はありません。

また、水に溶け込んでいる酸素が腸からどのぐらい吸収されているかは、よく分かっていません。ほとんど吸収されていないかもしれません。

酸素入りといってもミネラルウォーターですから、殺菌のためのオゾン処理や紫外線処理をしているものもあります。このための有害性を考える必要があります。なかには香料や糖分を入れた清涼飲料水もあります。

大手メーカーは次から次へと消費者が飛びつきそうな謳い文句を考えて、よくもいろいろな商品を出してくるものです。酸素入り飲料の寿命も長くないでしょう。次は何を仕掛けてくるのでしょうか？

マイナスイオンはニセ科学

日本物理学会は平成18年3月31日、愛媛大学で行なわれた学会でニセ科学のシンポジウムを行ないました。ニセ科学とは「科学と疑似科学の境界付近にあり、位置づけの微妙な理論ではなく科学的に誤り、あるいは無意味であることが明白であるにもかかわらず、表面上は科学を装っているもの」と定義付けられています。

具体的にはマイナスイオンや波動などについて科学的に誤りであることを述べています。シンポジウムではニセ科学が本物か偽物かの論議ではなく、なぜこのような間違った理論が信じられるようになったか、専門家として適切な対応はどうすればよいか、などについて議論したようです。

科学者が科学的にニセ科学を分かりやすく解説し、批判することは大変評価できることです。物理学者が物理現象を物理学的に批判することはほとんど正しい理論になると思います。しかし、人の健康に関する医学となると物理学だけでは正しい理論は成り立たないことがあります。

マイナスイオン商品に効果の実感がない

国民生活センターは平成15年9月5日「マイナスイオンを謳った商品の実態」の調査・分析を発表しました。それによると、

①マイナスイオンと言う言葉はよく知られているが、効果を実感していない人が多かった。

東京・神奈川の1000人（回収232人）の消費者にアンケート調査を行なった。「マイナスイオン」と言う言葉は、98・3パーセントが聞いたことがあると答えた。「効果があった」と「やや効果があった」の合計が43・2パーセント、「ほとんどなかった」「なかった」「わからない」の合計は56・8％であった。効果の内容を質問していないので、

有効性の判断は出来なかった。

②業者のマイナスイオン発生量表示はあいまい。

マイナスイオン発生量を、表示していない商品が44・2%もあり、測定位置や温度や湿度などの測定条件も異なっていた。

国民生活センターは、業界団体へ「マイナスイオン商品の効果を検証し、消費者に分かりやすく情報提供して欲しい」と要望した。また、この調査結果を公正取引委員会に情報提供した。

その他の内容や詳細は国民生活センターのホームページに記載されていますので、参考にしてください。マイナスイオン商品は効果がないどころか、有害性も心配されます。しかし、国民生活センターが有害性に対する調査を行なっていないのは残念です。今やエアコンなどでマイナスイオンが出ない商品はほとんどないようです。

第四章

健康食品のウソ

飲んではいけないトクホの血圧を下げる商品

特定保健用食品いわゆるトクホは平成19年4月現在で679品目が許可されています。あくまで食品であり、予防薬や治療薬の医薬品ではないため、効果効能は謳えません。しかし、許可を得るにはメーカーが人に対して行なった臨床試験のデータを提出し、ある程度の効果効能を示さなければなりません。まったく矛盾しています。

トクホのなかには効果のようなことを謳っていながら、ほとんど効果があるとは思えないものも多くあります。しかし、弱いながらもある程度、効果があると思われるものもあります。

「血圧が高めの方に」と言っている商品は血圧を下げる効果があると考えられます。なぜなら、医薬品のような成分が含まれているからです。

この成分は腎臓の中の血圧を上げる酵素の働きを阻害し、血圧を下げます。腎臓は老廃物をろ過して尿を作っています。腎臓が尿を作り出すにはある程度の血圧が必要です。腎臓で作られる、血圧を上げる成分を作る酵素の働きを阻害する物質であるポリペプチドのVPPとIPPがこの商品には含まれています。

この酵素の阻害物質は医薬品としてはカプトプリルなどがあり、血圧を下げる薬剤として使われています。副作用としては発熱、かゆみ、発疹、味覚異常、頭痛、めまい、吐気、嘔吐、食欲不振、脱力感、咳などです。

この商品に含まれているポリペプチドはカプトプリルなどの医薬品よりは作用が弱くなっています。弱いと言えども、血圧を下げる作用がありますから、当然、副作用も考えられます。

この商品には「体質によりまれに咳が出る事があります」と書かれています。咳の副作用だけではなく、もっと多くの副作用の情報も公開すべきです。義務付けられている12週間の臨床試験では咳以外の副作用は見られなかったかもしれませんが、半年、1年、5年、10年と長期間飲み続ければ、もっと多くの副作用が出るかもしれません。

この商品には添加物などにも疑問があります。安定剤、香料、酸味料、人工甘味料などです。特に人工甘味料のアスパルテームは神経毒性が問題となっています。

「健康油」のねつ造

特定保健用食品であるトクホの「健康油」において、厚生労働省にトクホの許可を申請するために提出した実験データに、医学的に見て重大な問題点があることが分かりました。

この実験は、27歳から49歳の健康な男性で、軽度から中度の肥満の人を19人ずつ二つのグループに分けて、一つのグループは健康油ジアシルグリセロールを10グラム含む朝食、もう一つのグループは、普通の油トリアシルグリセロールを10グラム含む朝食を3カ月間食べて、体重、体脂肪、血中成分などのデータを調べたものです。

その結果、健康油を摂取したほうが、体重や内臓脂肪などの低下率が大きかったので、トクホとして許可されたということです。

本来このような実験を行なう場合、二つのグループを無作為に分けなければいけません。ところが、健康油を摂取したグループのほうが、普通の油を摂取したグループより、平均体重が最初から4キログラムも重かったのです。

このような実験は、体重が重いほうが効果が大きく出る傾向にあります。最初から有利な結論を出そうとして仕組まれたと思われても仕方がありません。

一つでもこのような疑惑が生じれば、他にも意図的に有利な結果が出るような操作をしていたのではないかと疑われます。

メーカーは、健康油の効果に疑問を抱いている学者からの質問に対して、「肥満のない一般の成人や子供たちには、効果がない」と、認めています。にもかかわらず、広告では「ご家族の健康のために」などと、どんな人にでも効果があるようなことを言っています。

スギ花粉のサプリメントで重体

厚生労働省の調査会は平成19年4月にスギ花粉のサプリメントをスギ花粉症の患者さんが摂取すると、重症のアレルギー症状を引き起こす可能性があることの注意書きを表示するよう販売業者を指導しました。

スギ花粉症の患者さんにスギ花粉のサプリメントで治療しようとする目的は、少量のスギ花粉で身体をならしていき、スギ花粉に反応しにくい体質にしようとするためで、減感作療法と言われています。

花粉症のようなアレルギー性疾患は、一種の過敏症であり身体の防衛反応です。減感作療法は身体の防衛反応である過敏症を鈍感症にしてしまう治療法です。

減感作療法で少量ずつ投与したつもりでも、花粉症の人にとっては大量になり重症のアレルギー症状を引き起こすことがあるのです。

以前、スギ花粉を粉末にしてカプセルにしたサプリメントの「パピラ」を飲んだ和歌山県の女性が一時重体となったことがありました。スギ花粉のサプリメントはカプセル以外にも、液体エキス、錠剤、粉末などがありインターネットなどで販売されています。

このような問題は今に始まったことではなく、以前から問題になっていました。行政はもっと早く対応すべきだったのです。この時も業者に注意書きを示すだけの指導でしたが、本来であれば発売中止にすべきでした。

「アガリクス」で副作用死の疑い

アガリクスが原因と思われる劇症肝炎で60歳代の男性が死亡した症例が報告されたことがあります。

患者さんは肺ガンの手術をし、退院後アガリクスを毎日5グラムずつ、約20日間服用し、その後、劇症肝炎で死亡したとのことです。

肺ガンの手術をする前は患者さんの肝機能が正常だったことから、アガリクスによるアレルギー反応で劇症肝炎になって死亡した可能性が高いとのことです。

肺ガンの手術で体力が弱り、また抗ガン剤を投与されていれば肝機能が低下して、劇症肝炎になりやすかったのかもしれません。劇症肝炎とは、急激に肝機能が悪化する、死亡率が高い病気です。

厚生労働省は「因果関係は特定できない」としていますが、その理由は明確にしていません。このようなケースは氷山の一角です。副作用死があっても報告されないケースが多いのです。

また死亡するまでに至らなくてもアガリクスなどの健康食品で肝機能障害を起こすケースは少なくありません。健康食品といえども食べ物ではなく、薬効成分のある異物ですから肝臓では急激な解毒作用が働きます。その結果、肝機能障害になることがあるのです。

健康食品やサプリメントなどは「薬ではなく補助食品」と言われていますが、補助どころか有害食品です。食べ物の形もしておらず、味わいもないものを食品とはとても言えません。すべての健康食品やサプリメントは「効果があると言ってなければサギ、薬理効果があれば必ず副作用がある」ということです。

プロポリスはミイラの防腐剤

健康食品のプロポリスに対する健康被害の苦情が、国民生活センターなどに多く寄せられています。にもかかわらず、まだいろいろなところで身体によいと言われ売られています。

自然食品店でもプロポリスなどの健康食品を扱っている店が多くなってきています。食品店というより薬屋といったほうがよいような自然食品店も少なくありません。

そもそもプロポリスは、エジプトのミイラの防腐剤として塗られていました。おそらく動物の死体の上にたまたま蜂の巣が落ちて、その動物の死体がいつまでも腐らなかったことを発見し、プロポリスを防腐剤としてミイラに使ったのではないかと推測されます。まだ細菌というものの存在すら発見できなかった古代において、プロポリスで腐らなくなったミイラにはさまざまな病気を治す治療効果があると思われていたようです。

そのため、ヨーロッパではミイラが薬として高値で売買されていました。日本でも江戸時代、オランダを経由して毎年たくさんのミイラが輸入され、多い年には500体にもなったという記録が残っています。

死体が腐らないほどプロポリスが塗られたミイラには、かなり強力な殺菌作用があったと思われます。殺菌作用で病気の症状を抑えられたかもしれませんが、病気そのものが治ったわけではありません。

プロポリスを販売しているメーカーは天然の抗生物質だから副作用がない、などととんでもないことを言っていますが、大間違いです。

ペニシリンも最初は天然の苔《こけ》から発見されました。抗生物質は薬剤耐性菌が問題になっていますが、プロポリスにもプロポリス耐性菌が出現するはずです。また、おそらくプロポリスを常用すると腸内細菌に異常をきたすと思われます。

人間の身体に生息している細胞は約60兆あるといわれていますが、人間に生息している腸内細菌などの微生物は、約１００兆にもなります。抗菌作用のあるものが身体によいかのように言われていますが、抗菌とか殺菌とは自分自身の有用な菌も殺していることを自覚すべきです。

かといって、不潔にしていてよいというのではありません。物理的に掃除などをして薬剤に頼らず、清潔に保つべきです。

「健康のためなら死んでもいい」ウコンの悲劇

「健康のためなら死んでもいい」こんな笑えない笑い話があります。笑い話だけならよいのですが、現実にウコンが原因と思われる死亡例があります。

ウコンは肝臓によい、と言われている健康食品ですが、副作用で肝臓病になることがあります。

日本肝臓学会の調査によると、肝臓病の副作用が認められた健康食品として、ウコン、ダイエット食品、ローヤルゼリー、青汁、アガリクス、レイシ、カルシウム、ビタミンE、ビタミンCなどがあります。

そして60代の肝硬変の女性が健康食品のウコンの粉末で肝硬変が悪化し、死亡したという症例が報告されたことがあります。肝硬変で通院していたこの患者さんは、医師には告げずウコンの粉末を毎日飲み続けたところ、2週間後に症状が悪化し入院しました。入院後、腹水が溜まり3カ月後に死亡しました。

ウコンにより肝臓障害が現われた場合、ウコンの摂取をやめると肝機能が改善することが多いので、ウコンと肝機能障害との因果関係ははっきりしているようです。

一般的にはウコンは肝臓によいと言われていますが、本来、肝臓病などの病気を治す薬も健康食品も食べ物もありません。

健康食品の副作用

健康食品には副作用がないと一般的には信じられていますが、『健康食品・中毒百科』(内藤裕史著)に医療現場での健康食品による副作用が報告されています。

この本は内藤医師が医療現場での健康食品による副作用による被害事例を解説したものです。内藤医師がこの本を執筆された動機があとがきに書かれています。

「私の眼の病気、加齢黄斑変性には治療方法がなく先進国では高齢者の失明の第一原因と言われている。ブルーベリーが良いと言われ食べてみたが、何を目安にどのくらいの量を食べれば効果があるのか分からず、1年を通して手に入るものでもない。そこで、ブルーベリー○○というブルーベリー加工品を試してみた。ところが2週間くらい経ってから、前腕、下腹部、大腿中央部、下腿下部に左右対称的に皮疹が現れた。私はかつて皮疹を経験したことがない。ただちに服用を中止、メーカーに問い合わせた。15種類もの成分のうち松の樹皮抽出物が怪しいのではないかと言う私に、対応してくれた担当者は、それを添加してからお客様からの苦情が増えているとの趣旨のことを言った。服用を止めてからも、副腎皮膚ホルモン入り軟膏の湿布を休むと痒みとじくじくが続き、治るのに半年以上かかった。その間、たかが皮疹とはいえ、不便で鬱陶しく、この皮疹さえなければ、人生どれだけ明るいことかと思った。しかも、色素沈着とザラザラ感まで残った」

内藤医師ご自身が健康食品のブルーベリーによる副作用の被害を受けたことがきっかけだったので、この画期的な著書が出来上がったのでしょう。

これまで単発的には、にがりによる死亡例、ダイエット食品の含有医薬品による健康被害、ウコンによる肝臓障害、アガリクスによる呼吸器障害などが新聞などのマスコミで騒がれていましたが、まだまだあった数多くの被害例が紹介されています。

健康食品などは一切口にしない人でも、親戚や知人の中で健康食品を使用している人がいるかもしれません。そのような人たちに健康食品の有害性を認識してもらうためには大変役に立つでしょう。

健康食品の中でも特に危険性を指摘されているものがゲルマニウムです。1970年代からゲルマニウムがブームになりました。ガン、糖尿病、高血圧、肝臓病などに効くといわれ、飲料水やサプリメントなどが大量に販売されました。その結果、日本だけで45人の中毒患者が発生し、そのうち11人が死亡しています。

当時ゲルマニウムを販売していた健康食品販売会社の役員が5カ月間ゲルマニウムを摂り続けた結果、腎不全に肺炎を併発して死亡していたこともあったようです。

アメリカの食品医薬品局は日本からのゲルマニウム製剤の輸入を禁止しており、イギリスやノルウェーなどでもゲルマニウムの流通を禁止しています。

その他の健康食品の名前、（謳われている効果）、「中毒症状」です。ウコン（二日酔い）「肝機能障害、薬疹」、トリプトファン（不眠、うつ病改善）「好酸球増加・筋肉痛症候群」、クロム（脂肪減少）「肝機能・腎機能障害」、ビタミンC（体内必須物質）「腎機能障害」、カルシウム・サプリメント（骨粗しょう症の回復など）「脳の石灰化」、キトサン（脂肪吸引、美容、ダイエット）「好酸球性肺炎、ビタミンKの欠乏症」、アガリクス（免疫力の回復）「肝機能障害、薬剤性肺炎」、イチョウの葉エキス（認知症の予防）「胃腸障害、頭痛、脳出血、アレルギー、薬疹」、ドクダミ（便通改善、美容、ダイエット）「皮膚炎、出血性胃炎」、シナモン（桂皮）（血糖値やコレステロール値を下げる）「肝機能障害、脱毛、接触皮膚炎」、朝鮮人参（滋養強壮）「不眠、神経過敏、発疹」です。

第五章

ダイエット食のウソ

体重が減っただけではキレイになれない

体重さえ減ればキレイになって、幸せになれると思ったら大間違いです。それどころかほとんどのダイエットは病的に衰弱して体重を減らすもので、その弊害として拒食症、過食症、うつ病、生理不順、不妊症、貧血症、便秘、冷え性など、さまざまなダイエット病になることが多いのです。

いろいろなダイエットで体重を急激に減らすことができても、その代償として拒食と過食を繰り返し、うつ病になってしまい、精神科の治療を受けている、筋力が衰え、骨粗しょう症と関節炎になり、階段の上り下りがつらい、生理不順から不妊症になり、不妊外来でホルモン療法を行なったが、ホルモン剤の副作用で苦しんでいる、抜け毛がひどく、美容院にも行けなくなった、などなど、体重が減って痩せた代償は、あまりにも辛く悲惨な状態です。

あなたはほんとうに太っている?

厚生労働省の2002年の国民栄養調査によれば、日本肥満学会が採用しており、国際的にも広く使われているＢＭＩ（肥満度の指標）で適正な体重を維持しているにもかかわらず、「自分は太っている」と考えている女性は10代で70・9％、20代で66・7％、30代で59・8％、40代で59・5％、50代で53・4％、60代で50・7％でした。いずれも4年前の調査より増えています。

また、ＢＭＩで適正な体重より少ない低体重の女性は、20代で26パーセント、30代で15・1パーセントといずれも20年前の約2倍になっています。さらに、低体重である10代女性のなんと41パーセントが、もっと体重を減らしたいと思っていました。

ダイエットをする前に、ＢＭＩで自分が本当に体重を減らさなければいけないのかをよく判断し、低体重であれば場合によっては、逆に適正な体重に合わせることで健康になることがあります。ＢＭＩで肥満であっても、マスコミの情報の「ダイエットの迷信」に惑わされず、健康的なゆっくりしたダイエットをすることが必要です。

男性はダイエットをしている女性を好まない

若い女性がダイエットをする一番の目的は「ダイエットをすればキレイになる」という理由です。「ダイエットで痩せれば男性に好かれる」という思いがあるからでしょう。

しかし、そうとも言えません。女性の体型に関する男性の意識調査では、痩せている女性より平均的な体重の女性のほうに魅力を感じるという結果があります。ダイエット、失敗、ダイエット、失敗を繰り返している女性を見ると男性は、意志が弱い、虚栄心がある、不健康などのイメージを持ち、心身ともに好ましくない女性と考えることが少なくありません。

男性は「病気にならないためにダイエットをする」ことが多いですが、女性には「病気になってもダイエットをしたい」と思っている人もいるようです。これでは男性も魅力を感じないでしょう。

信じてはいけない体脂肪計

体脂肪計は微弱な電流を身体に流し、電気抵抗値から体脂肪率を計算する原理で、インピーダンス法といわれています。水分の多い筋肉は電流が通りやすく、脂肪は電流が通りにくいという性質を利用しています。

よって、身体の水分量で体脂肪率が変動しやすくなります。入浴後や運動後の発汗した状態、むくみがあるとき、発熱したとき、過度の飲食をしたとき、体脂肪が極端に少ない状態、このような場合、正確に測定できないことになります。また、1日で身体の水分量が違ってくるため、測定する時間によって差が生じてきます。

両足間測定する体脂肪計の場合、靴下を穿いていたり、足の裏にほこりやゴミがついていたり、身体が濡れていたり、太腿や膝が接触したりすると正しく測定できません。

体脂肪計に身長を入力するようになっているのは、電気の通り道の長さを計算しているからです。よって、身長が同じでも手足の長さが違うと誤差が生じます。

また、製造メーカーにより両手間で体脂肪率を測るものと、両足間で測るものとでは体脂肪率の計算方法が違うため、異なった数値が現われることがあります。

ダイエットしただけでは太る生活習慣は直らない

肥満が原因で糖尿病、心臓病、脳梗塞、関節炎などの病気になるといわれています。しかし、肥満には肥満になる原因があります。脂肪食の摂り過ぎ、運動不足、ストレスなどの生活習慣やダイエットによるリバウンドなどが原因で、結果として肥満になったり、糖尿病になったり、心臓病になったりすることがあります。

関節炎は、肥満による体重増加が関節に負担をかけていることが直接の原因と思われるかもしれません。しかし、体重が増えたとしても運動で筋力がついていれば関節に加わる負担は少なく、関節炎になりにくくなります。関節炎も生活習慣が大きな原因になっていることがあります。

にもかかわらず、肥満の原因になった生活習慣を指摘せず、肥満が最初の原因であるかのように悪者扱いし、ただ単に体重を落として肥満を解決さえすれば、いろいろな病気が治るかのようにダイエットを勧めていることがあります。ダイエットなどしなくても生活習慣を直すことによって、肥満も生活習慣病も糖尿病も改善されることになります。

何事も原因と結果があります。原因と結果を見間違えると、表面の現象だけが改善されただけで、根本的な原因が解決されていない、意味のない結果になってしまいます。

例えば、ファーストフードや洋食が中心の脂肪食の多い食生活や、運動不足で、精神的なストレスが溜まって肥満になった人が生活習慣を改めず、特定のものだけを食べるダイエットをして体重が減ったとしても、生活習慣病になる可能性は減りません。それどころか偏食ダイエットによる弊害で、いろいろな病気になる可能性があります。

とっても怖いダイエット病

脂肪肝は、肝臓に脂肪が蓄積する病気です。脂肪肝から肝炎、肝硬変、肝臓ガンと進むこともあり、また自覚症状がほとんどないので、気付きにくい病気です。

脂肪の多い食べ物の摂りすぎ、アルコールの飲みすぎ、運動不足、肥満などが原因といわれています。中年男性の病気と思われがちですが、若い人にも、女性にも最近多くなっています。

脂肪食が少なく食事制限のあるダイエットでは、脂肪肝になることなどありえないと思っている人が多いと思います。しかし、ダイエットで脂肪肝になることがあります。ダイエットで皮下脂肪から脂肪が放出され、体内で利用されなかった脂肪は肝臓で中性脂肪になります。その中性脂肪を身体の必要なところへ運ぶために、肝臓から血液へ運ぼうとしてもダイエットが原因で運べなくなることがあります。

その理由はタンパク質不足です。肝臓の中性脂肪は、そのままでは血液に移動することができず、タンパク質と結合しなければ移動できないのです。ダイエットでタンパク質が極端に少ない食事を続けていると、中性脂肪が肝臓から血液に移動できなくなり、肝臓に蓄積してしまって脂肪肝になるのです。

すなわち、皮下脂肪が肝臓に移動しただけで、身体の中から脂肪が少なくなったのではないのです。

ダイエットをしても脂肪肝にならないために、ダイエットをしながらタンパク質を補えばよいという単純なものではありません。ダイエットの弊害はタンパク質不足による脂肪肝だけではないのですから、ダイエットそのものを考え直すべきです。

リンゴダイエットでアレルギーに⁉

Aさんは身長158センチメートルで体重50キログラム、BMI20・0の標準体重であり、ダイエットで体重を減らす必要などありませんでした。しかし、女性週刊誌に載っていた憧れのタレントは身長が同じ158センチメートルで、体重が45キログラムでした。そして、週刊誌にはその体重が美しく見える理想の体重であると書いてありました。

それを信じてしまったAさんは、リンゴ以外のものは水以外ほとんど口にしない極端な偏食リンゴダイエットを友達から勧められて一緒に始めました。

気軽で簡単な方法で痩せられると思って始めてみたものの、すでに2日目にはリンゴの匂いを嗅ぐだけで気持ちが悪くなりました。この時点でAさんにリンゴダイエットを勧めた友達はやめてしまいました。しかし、Aさんは頑張ってリンゴダイエットを続けてしまいました。それがこの後、大変なことになるとは想像もしていませんでした。

3日目の夜には吐き気が強くなり、食べたリンゴを吐くようになってしまいました。しかし、この時点で体重が1・8キログラム減っており1か月で5キログラム痩せることは簡単なことだと思って続けました。しかし、たとえ体重が減ってもこれでは長続きはしないし、栄養不足にもなりかねないと思って普通の食事を少し摂りながらリンゴを食べつづけました。

1週間経っても、リンゴの匂いを嗅ぐと気持ち悪くなり、リンゴを食べて吐くことも一時治まったものの、また吐くようになりました。さらに皮膚の発疹、頭痛、不眠症、めまいなどの症状が出現しました。この時点で体重は3・2キログラム減っていましたが、もうこれ以上リンゴは食べられないと、リンゴダイエットを断念しました。

普通の食事に戻すと、やはり体重も直ぐに戻ってしまいました。ところが、大きな体調の変化に驚きました。それはブドウや桃などの果物を食べると吐き気、嘔吐、皮膚の発疹、頭痛などの症状が必ず現われるようになったのです。

当初からリンゴダイエットに反対していた母親が心配になってインターネットで調べ、症状が果物アレルギーによるものだと思い、Aさんを病院に連れていきました。しかし、担当医は果物アレルギーについてはよく分かっておらず、吐き気止めの薬や塗り薬や頭痛薬を出すだけでした。これらの薬を飲んで、症状は一時的によくなっても、果物アレルギーは治りませんでした。

さらに、母親がインターネットで調べてみると、リンゴやブドウなどの果物は農薬を何十回も使用していることが分かりました。果物そのもののアレルギーというより、農薬によるアレルギー即ち、農薬の化学物質過敏症になったのではないかと思いました。

そこでAさんはオーガニックの果物やジュースなら安心だと思い、取り寄せて食べてみました。ところが、反応は弱いものの農薬を使ったリンゴを食べたときと同じような症状が出ました。第六章で説明しますが、オーガニック農産物でも、一部の農薬や化学肥料の使用を認めており、オーガニック加工食品でも一部の食品添加物の使用を認めているのです。

Aさんはリンゴダイエットはやめてもリンゴを見るだけで気持ち悪くなるので、リンゴをほとんど食べなくなりました。親戚の家の庭の、肥料も農薬も使っていない柿くらいしか、安心して食べられる果物はなくなりました。

通常リンゴの栽培においては農薬を約40回前後使用します。毎日農薬漬けのリンゴをたくさん食べたために、農薬による化学物質過敏症になった疑いのある症例です。

玄米の問題点

玄米は食物繊維が多いから便通がよくなってダイエットや美容によいとか、有害物質を排泄する解毒作用がある、とか言われています。

乱れた食生活をしていて肥満になった人で、玄米食を始めて体重が減り、体調もよくなったという人がいます。しかし、その食事内容を聞いてみると、改善したのは白米を玄米にしただけではなく、多かった肉食を少なくし野菜を多くしたり、たくさん食べていた菓子類を減らしたり、米以外にもいろいろな改善をしたケースがほとんどです。

以前の食生活を改善せず、白米を玄米に替えていただけでは減量効果はなかったでしょう。このような食生活改善をしていれば、玄米ではなく七分づき米かあるいは白米でも同じような減量効果が得られたかもしれません。

また、玄米は確かに有害物質を排泄する能力はあります。しかし、有害物質だけを選択的に排泄することはできず、同時に人体に有用であるミネラルやビタミンなどの栄養素も、一緒に排泄してしまいます。有害物質だけ排泄し有効成分は排泄しない、などと都合のよいことにはなりません。つまり、玄米に含まれている栄養素はもちろん、一緒に摂った食べ物の栄養素も排泄しやすいということです。玄米食でダイエットできたとしても、大切な栄養素を摂り損ねているかもしれません。

カルシウムを例にとってみると、玄米は白米に比べ2倍以上ものカルシウムを含んでいます。しかし、玄米食は白米食よりカルシウムを排泄しやすく、吸収率も悪いことがあります。カルシウム以外の栄養素や人体に重要な未解明の栄養素も、同じように消化吸収率が低下することがあります。

このような消化吸収障害を起こす要因として、食物繊維以外に糠《ぬか》の一番外側の果皮の成分が考えられます。果皮はロウの成分で出来ています。ロウソクのようなワックスの成分です。玄米の表面に光沢があるのは、このロウの成分のためです。

ロウは水をはじく性質がありますから、普通の炊飯器では炊けず、圧力釜でないと炊けないのです。このロウの成分の果皮を取り除くには、五分づきか七分づきにするとよいでしょう。むやみに「玄米はダイエットによい」とか「身体によい」と信じこまないで、その論理をよく考えれば、おのずと何がよい食べ方かが分かるでしょう。

発芽玄米の問題点

また、数年前から発芽玄米が安易にダイエットや身体によいといわれて、ブームになっています。しかし、発芽すれば発芽部分にある種の栄養素が増加するでしょうが、同時にジャガイモの芽の毒性のことを考えると、植物にとっては必要なものでも、人間にとっては有害な物質も作っているのではないかとの疑問があるため、その危険性を指摘してきました。

発芽時の種子の植物生理学を調べると、発芽部分にジベレリンが生成し増加して、発芽作用を促進しています。ジベレリンは種なしブドウを作るために必要なホルモン剤で、農薬に登録されています。人工的に作られたジベレリンと植物そのものに含まれているジベレリンとは、人体に与える有害性は違うのは確かです。

しかし、植物の種子は時期によっては人体に有害な成分を含んでいることも考えられます。鳥が発芽した大豆を食べなかったことがありましたが、動物の本能かもしれません。

ジベレリンが多い発芽玄米を食べたとき、どのような有害性を示すかという研究はみたことがありません。どこも研究していないのか、研究していても情報公開していないのかは分かりません。

また、植物の生理機構は、まだまだ分からないことがたくさんあります。今後の研究でジベレリン以外に発芽玄米の有害成分が明らかになるかもしれません。ただし、明らかになったとしても、一般に情報公開されるまでにどのくらい時間がかかるか分からないのが現状です。

クラシックダイエット

クラシックダイエットとは、クラシックフードを中心としたクラシックライフによるダイエット法です。クラシックフードとは自然食ですが、玄米菜食とは違います。より安全な食材を美味しく楽しく食べることです。クラシックフードの定義としては①無農薬・無添加など、できるだけ安全性にこだわった食材、②間違った健康情報に振り回されず、美味しく楽しく食べること、③間食は一切せず、甘いものは食後にのみ食べる、ということです。

クラシックライフとは①食以外の衣や住の生活環境において、できるだけ化学物質汚染を少なくするようにすること、②適度な運動をすること、③適切な排尿を心がけること、などです。

このようなクラシックライフを送るのは、1か月に何キログラムも体重だけを減らすのではなく、適正体重を保つことを目的とします。

これまでのダイエット法は、リンゴダイエット、バナナダイエット、ウォーキングダイエット、ダンベルダイエットなど、単一方法によるダイエット法でした。ほとんどが身体を衰弱させて体重だけを減らす病的なダイエットであったり、宣伝の割には効果の期待できないダイエット法がほとんどでした。

クラシックダイエットは単一ダイエット法ではなく、複合的なダイエット法です。ほとんどのダイエット法は、リバウンドがあったり、長続きしないものが主です。もちろん一生続けることなどほとんどできず、もし続ければ病気になってしまうようなダイエット法ばかりです。

クラシックダイエットは、体重が多くても少なくても万人に必要なライフスタイルであり、一生続けられるものです。

腸内細胞が減ると太る

鶏を早く成長させるため、病気でもないのにエサに抗生物質を混ぜることがあります。例えば食べたエサの70パーセントが鶏の腸で吸収され、残り30パーセントは腸内細菌のエサになるとします。

エサに抗生物質を混ぜて腸内細菌が死んで3分の1になってしまうと、腸内細菌のエサの量が食べたエサの10パーセントから30パーセントに減ってしまい、残りの70パーセントから90パーセントが過剰に吸収され、早く肥ることになるのです。生産効率を上げるため、鶏はこのような方法で飼育されています。

人間にも同じことがいえます。市販の食べ物には、農薬の殺虫剤や抗菌剤、食品添加物の防腐剤や防カビ剤などが使われていることがあり、これらの化学物質は腸内細菌を減らす要因になります。

鶏のように、同じ食事をしても吸収される栄養素が過剰に多くなります。より安全な自然食であれば、このような腸内細菌を減らす化学物質は少ないため、腸内細菌が正常に働き、必要以上の栄養素は吸収されません。そして、腸内細菌が活発になれば便通も正常になるでしょう。

食事の量を極端に減らせば体重は減るでしょうが、それでは病的なダイエットになってしまいます。クラシックフードの自然食であれば、食べ物を減らす必要はほとんどなく、また和食を中心に常識的な適量を食べなければ健康的なダイエットになりません。

甘いものは食後ならOK！

ダイエットといえば「甘いものは絶対にダメ」とよく言われます。しかし、デザートやお菓子などの甘いものは心豊かにしてくれる美味しいものです。特に若い女性などは、食べたい甘いものを我慢することなど、精神的に大変なストレスになってしまいます。

クラシックフードでは、甘いものを食べてもかまいません。ただし、なるべく安全で、美味しいものです。そして間食に甘いものを一切食べないことです。食べるのであれば食後のみにすることです。3時のおやつに間食をすると、ちょうど小腹が空いた時間ですので甘いものでなくてもつい食べ過ぎてしまいがちです。すると、夕食時に空腹感がないのに義務的に食べることになってしまいます。身体が食べ物をしっかり要求していないのに食べると、腸内細菌に悪影響を与えたり消化吸収や新陳代謝がスムーズに行なわれません。

空腹感があるときに食べることが身体にもダイエットにもよいのです。空腹感があるのは、身体が食べ物を要求していることですから、食べたものの消化吸収や新陳代謝がスムーズになります。

甘いものは食後にしか食べないようにすると「甘いものは別腹」とはいえ、食べられる量が限られてくるので、間食をするときより少ない量になります。また、コーヒーやお茶などの飲み物も食間に飲み過ぎないようにすることです。

排尿を我慢すると尿肥りになる

排尿の回数が少ないと水分や老廃物の排泄に支障をきたし、尿肥り状態になりやすくなります。また、他の病気の原因になることもあります。仕事が忙しかったり、話に夢中になったりすると何時間もトイレに行かないことがあるでしょう。トイレに行きたいと思ってもちょっと我慢をしてしまうと、トイレに行きたくなくなってしまいます。2、3時間置きに1日7~8回、排尿することが大切です。トイレに行く回数が少ないと、何時間もトイレに行きたいと思わなくなってしまいます。2、3時間後に尿意を感じなくてもトイレに行けば多少は出ますから、排尿したほうがよいのです。そうしていると自然に2、3時間置きに尿意を感じるようになるでしょう。また、喉も渇いていないのに必要以上に水分を摂ることはよくありません。

運動は無理せず日常生活で

健康的なダイエットには運動が必要です。しかし、義務的にするのではなく、楽しんで自分のしたい運動をすることが大切なのです。テニスやジョギングなどの運動をすることもよいのですが、まずは日常生活の中で身体をよく動かし、なるべくよく歩くことが大切です。エレベーターやエスカレーターを利用する場合、途中の階まで階段を使い、しんどくなったらエレベーターやエスカレーターを使う、というように無理せず身体を動かすことです。最初から絶対エレベーターやエスカレーターを使わないと決めてしまうと、長続きしません。

日常生活でなるべく身体を動かし、よく歩くように、とはいわれても楽しくなければ長続きはしないものです。

そこで、お勧めなのが手作り料理です。料理を手作りするには、意外と身体をたくさん動かすものです。そして出来上がった料理をみんなで美味しく食べることができます。毎日とはいかないでしょうから休みの日には、まずはこだわった食材を買い集めるために歩き回ってみてはいかがでしょうか?

よく噛んではいけない

よく噛んで食べると消化にもよく、早食いにもならないのでダイエット効果があると言われています。また消化のためには、一口30回噛みましょう、とも言われます。はたして、よく噛むことが本当に身体によいことなのでしょうか?

例えば、豆腐を一口食べるごとに30回も噛んでいれば、ドロドロになってしまい、美味しく食べることはできないでしょう。食べ物を一口食べるごとに、いちいち噛む回数など考えていると、精神的なストレスになってしまいます。一番よい方法は、噛む回数など一切考えないことです。

最近では、柔らかい食べ物が多く全体的に噛む回数が少なくなっているために、よく噛んだほうがよいと言われるのでしょう。硬いものを食べれば、自然に何十回もたくさん噛まなければ呑み込むことができません。結果的にある程度の噛む回数は必要ですから、柔らかいものばかり食べず、硬いものも食べればよいのです。

また、消化のよいものが身体によいかのように言われますが、そうとも限りません。運動することで筋肉が鍛えられ身体が丈夫になるのと同様に、胃腸も筋肉でできていますから消化の悪いものでもお茶漬けでも、適度に食べ胃腸を活発に働かせて鍛えたほうがよいのです。

柔らかいものばかりでなく硬いものも、また、消化のよいものばかりでなく消化の悪いものも、噛む回数など考えず美味しく楽しく自然に食べることが大切です。自然食を食べると言っても、食べる人の心が自然でなければ、本当の自然な食事とは言えないでしょう。美味しく楽しく安全に食べることです。

腹8分目は身体に悪い

昔から「腹8分目は身体によい」と言われていますが、本当でしょうか？　少なく食べることはダイエットにもよいと思っているかもしれません。

しかし、みなさんがお腹が空いているとき、美味しいにぎり寿司が目の前に10個出されたとしましょう。8個食べたとき、残りのあと2個を食べれば満腹になり、満足できるとします。

そのとき、なぜ食べるのを我慢して2個残さなければいけないのでしょうか？　腹8分目ということは、残りの20パーセントは精神的なストレスになってしまいます。10個きれいに美味しく食べて満足すればストレスは溜まりません。どちらが身体によいでしょうか？

太りやすい体質で運動不足だからと腹8分目にしている人がいます。食べ過ぎて肥満になるよりはよいでしょうが、理想的な生活習慣とはいえません。

ある女性栄養学者の先生が講演会で「腹8分目は身体によい、一口30回嚙んで食べましょう」と言いました。講演の後、一緒に食事をしましたが、一口30回も嚙んでおらず、とても腹8分目とは思えない勢いでお腹一杯食べ、満足していました。

食事の後、「先生は講演で腹8分目は身体によい、一口30回嚙む、と言ってましたが、先生は今腹8分目ですか、一口30回嚙んでましたか？」と聞いたところ、「話は話、食事は食事ですよ」という啞然とする答えが返ってきました。自分のできないことを他人に勧めているのですから、とても実行する気にはなれないでしょう。十分に美味しく食べてよく身体を動かし、バランスのよい生活をしたほうが心豊かになるでしょう。

第六章

自然食のウソ

「有機農産物は無農薬」とはいえない

以前、あるテレビ番組で、有機農産物をテーマにしていました。まず、有機農法実施者の畑でレポーターが農家の人にインタビューをしていました。

農家の人が「3年間農薬や化学肥料を使ってはいけない。こういう実績があって初めて有機JASの認証が受けられる」という内容のことを言っていました。

そして、スタジオでレポーターが「はい、じゃまず有機JASマークについて説明しますね。こちらのマークなんですが、まず有機農産物というのは農薬も化学肥料も使ってはいけないという大前提があります。しかもその収穫の年だけではなく、2、3年以上その土地で農薬も化学肥料も使ってはいけません」と言っていました。

しかし、これはまったくの間違いです。有機JAS規格が発足して以来、有機認証マークのついている有機農産物や有機加工食品なら安心、安全というイメージが定着していました。

ところが農林水産省では、有機でも約21種類の化学合成の農薬・化学肥料・土壌改良資材を条件付きで認めています。原則的には、「有機農産物は一切の農薬や化学肥料を使用せずに栽培すること」となっていますが、これらを使わなければ著しく生産量が低下する恐れが発生した場合は、農薬や化学肥料の使用が認められているのです。しかも、農薬を使用した場合でも、残留農薬を測定する規則はありません。

調べてみると、実際にこれらの農薬や化学肥料を使って生産された有機農産物が少なくありません。つまり、有機無農薬と有機低農薬の農産物があるのですが、表示義務がないため消費者には見分けがつきません。有機農産物を買うときには必ず有機で認められている農薬や化学肥料などを使っていないか聞いてみましょう。

さらに、「隣の畑との間を4メートル以上あけなければならない。これも農薬や化学肥料が飛んでくる可能性もあるので、守らなければならないんです」と言っていました。

しかし、これも間違いで農林水産省の「有機農産物の日本農林規格」には、「田畑は周辺から肥料、土壌改良資材、農薬が飛来しないように明確に区分されていること」との内容が書かれていますが、4メートルという基準などありません。この距離は有機認証機関によって独自に決められており、4メートルのところもあれば2メートルのところもあります。

このように、農水省の基準ではっきり決まっている内容を間違って放送したということは、単なる誤認で済むものではありません。もし誤認であれば、テレビ局の調査能力が低いということになります。もし本当のことが分かっていながら、意識的に間違った内容を放送したのであれば、ねつ造ということになります。

農薬を使うために有機認証を取る

長年、無農薬で農作物を栽培してきた農家の人がいました。天候不順などで、どうしても農薬を使わざるをえなくなり、無農薬の表示を減農薬の表示に変えようとしました。そのことを納入業者の人に話したら、「使った農薬は有機認証で認められているので有機認証を取ったほうがよい」と言われました。

確かに減農薬と表示してあるより、有機認証の農作物のほうが高く売れ、消費者にも安心感を与えられるでしょう。しかし、この農家の人はそんな消費者を欺くようなことはできない、しかも、有機認証を取るためには費用もかかる、との理由で有機認証を取らず、正直に減農薬と表示して販売しました。

納入業者の話によれば、同じ状況で農薬を使って有機認証を取り、有機農産物を販売しているところがあるようです。これでは農薬を使うために有機認証を取るようなものです。こんな消費者を欺くような有機認証制度は、即刻改めるべきです。

有機野菜から残留農薬が検出された

東京都健康安全研究センターは2004年4月から2005年3月の1年間に東京都内で販売していた農産物の残留農薬検査結果を発表しました。

対象となった農産物は66の農産物で分析対象の農薬の種類は有機リン系農薬、有機塩素系農薬、ピレスノイド系農薬など183種類です。

キュウリやトマトなどの野菜類は51の野菜の中で17・6パーセントを占める9の野菜から農薬が検出されました。リンゴやブドウなどの果物類は15の果物の中で80パーセントを占める12の果物から農薬が検出されました。

この中で有機栽培のトマトからはピペロニルブトキシドが40ppb、白菜からはイプロジオンとTPNが5〜10ppb、レタスからはイプロジオンが1730ppb、チェリーからはビフェントリンが40ppb、フェンプロパトリンが10ppb、プロシミドンとイプロジオンが5〜10ppb、検出されました。

また、特別栽培（栽培期間中は無農薬で、その前は農薬を使用した場合もある）のオオバからはイプロジオンが5〜10ｐｐｂ、白菜からはクロルフェナピルが10ｐｐｂ、イチゴからはメソミルが40ｐｐｂ、トリフルミゾールが40ｐｐｂ、チェリーからはビフェントリンが80ｐｐｂ、ペルメトリンが20ｐｐｂ、ブドウからはクレソキシムメチルが３６０ｐｐｂ、クロルフェナピルが20ｐｐｂ、リンゴからはＮＡＣが１６０ｐｐｂ、検出されました。

残留農薬の濃度が10ｐｐｂ以下であれば、栽培において農薬を使用していなくても、周辺の畑で使用した農薬が風で飛んできたことも考えられます。しかし、有機栽培のレタスのイプロジオン１７３０ｐｐｂは明らかに故意に農薬を使用したと疑われます。

特別栽培及び有機栽培の野菜類においては14・２パーセントに、果物類においては75パーセントに残留農薬が検出されたことになります。

有機栽培においては約18種類の化学合成農薬が認められているといえども、これらの検出された農薬は認められていません。

明らかに違法です。東京都はこの調査をした後、違法な農薬を使っていた有機農産物に対して、どのような法的手段をとったのか、今後調査します。調査結果が分かり次第報告します。

有機豆腐から遺伝子組み換え大豆が検出

「遺伝子組み換え食品いらないキャンペーン」では、2005年12月に9都道府県の大手スーパーで購入した豆腐に遺伝子組み換え大豆が混入しているかの検査をしました。

その結果、44商品中40・9パーセントの18商品から遺伝子組み換え大豆が検出されました。国民生活センターなどの調査でも同じ程度検出されています。

この中で「国産大豆使用」と表示されていた豆腐の17商品中35・3パーセントの6商品から遺伝子組み換え大豆が検出されました。「国産大豆使用」という表示はアメリカなどの外国産大豆が50パーセント未満含まれていてもよいため、このような結果が出たのでしょう。

しかし「国産大豆100パーセント使用」と表示されていた豆腐の10商品中30・0パーセントの3商品からも遺伝子組み換え大豆が検出されました。おそらく同じ作業工程で、アメリカなどの外国産大豆を使用した豆腐を作っているためと思われます。

有機大豆は認証において遺伝子組み換え大豆を認めていません。では、検出されなかったのでしょうか？　検査してみると有機認証豆腐の7商品中57・1パーセントの4商品から遺伝子組み換え大豆が検出されました。

この商品はすべて「国産大豆」の表示がないため、アメリカ産大豆を使用していると思われます。アメリカでは大豆は約90パーセントが遺伝子組み換えですから、たとえ有機認証があってももはや混入は避けられない状況になっているのでしょう。

アメリカは大豆は遺伝子組み換えで作っていますが、小麦は遺伝子組み換えでは作っていません。アメリカでは大豆の多くは輸出です。主食となる小麦は今後も遺伝子組み換えは使わないでしょう。にもかかわらず、日本では主食である米を遺伝子組み換えして国内で栽培しようとしています。アメリカから見れば、なんとばかげたことと思われているかもしれません。

厚労省の残留農薬検出率のトリック

平成16年6月21日に厚生労働省は「食品中の残留農薬検査結果」を公表しました。平成13年度の農産物中の残留農薬検査結果によれば、検査数約53万件中、検出数は約2600件で、検出率は0・5パーセントとなっています。

この結果を見ると約53万個の農産物を検査し、その中で1種類でも農薬が検出された農産物は約2600個の0・5パーセントしかないと思います。

ところがここにはとんでもないトリックが隠されているのです。検査数の約53万というのは農産物の個数ではなく、検査した農薬の総数なのです。

例えば10個のイチゴについて、それぞれ100種類の残留農薬検査をし、2個のイチゴから1種ずつの農薬が検出されたとします。

常識的に考えれば10個のイチゴの中で2個のイチゴから残留農薬が検出されたわけですから、検出率は20パーセントとなります。

しかし厚労省の計算方法では、10個のイチゴにつきそれぞれ100種類の農薬を調べたので総検査数は1000となり、そのうち残留農薬が検出されたのが二つなので1000分の2で0・2パーセント、であるといっているのです。厚労省によると1個の農産物について調べた農薬数は平均約100種類とのことです。

こんなおかしな話はありません。このことについて厚労省に問い合わせてみました。農薬の検査数ではなく、検査した農産物の個数や残留農薬が検出された個数を教えて欲しい、と問い合わせたところ、「そのような調査はしていない」と唖然とするような答えが返ってきました。

なぜ調査していないのか、と聞いても曖昧な答えしか返ってきませんでした。そこで、再調査をして欲しい、と要望したところ「過去の調査を再調査することはできない。今後の調査については検討したい」と言われました。おそらくしないでしょう。

こんな国民をあざむくような結果を公表しておきながら「わが国で流通している農産物における農薬の残留レベルは極めて低いものと判断される」と報告書には書かれています。まさに「国の常識は国民の非常識」と言わざるを得ません。

では農産物の個別の残留農薬検出率は、どのくらいになるのでしょうか？　東京都健康安全研究センターが平成14年4月から平成15年3月に東京都内で購入した農産物の残留農薬を調査した結果によれば、国産野菜の場合、キュウリ、トマト、ジャガイモなど54個の野菜のうち14個から残留農薬が検出され、検出率は26パーセントでした。

国産果物の場合、イチゴ、ミカン、リンゴ、ナシなどの52個の果物のうち28個の果物から残留農薬が検出され、検出率は54パーセントでした。

厚労省の0・5パーセントという検出率から比べると50〜100倍にもなります。厚労省の調査方法は一つの手法ではありますが、国民が求めるのは東京都健康安全研究センターのような個別の検出率です。こんなトリックは氷山の一角でしょう。

「残留農薬ゼロ」だから安全とは言えない

自然食品店で売られている農産物や加工食品に「残留農薬ゼロ」と表示されていることがありますが、安全とはいえません。

残留農薬の検査をする場合、使われた農薬の有効成分といわれる化学物質しか検査しません。しかし、実際に使用している農薬には有効成分以外に多くの化学物質の添加剤が使われています。

有機溶剤、乳化剤、展着剤、着色剤などで、不活性成分とか補助成分といわれています。有効成分は数パーセントから数十パーセントで、なかには不活性成分のほうが多い農薬もあります。

不活性成分には環境ホルモンや発ガン性が疑われているものもあり、毒性がよく分かっていないものまであります。なかには企業秘密で何が使われているか分からないものもあります。

また、農薬の有効成分は熱や光や微生物などの作用で2個以上の物質に分解した生分解物になったり、酸化して酸化物になったり、微生物の作用で代謝されて代謝物に変化することがあります。例えば、殺虫剤のスミチオンがより毒性の強いスミオキソンに変化することがあります。

さらに、有効成分は100パーセント純粋な化学物質ではなく、製造中に原料が反応せずに残留した化学物質や副産物の化学物質などの不純物が必ず含まれています。

ですから、有効成分のみを調べて残留農薬ゼロ、といっても不活性成分、生分解物、酸化物、代謝物、不純物などが残留している可能性があります。

また、「残留農薬ゼロ」でも農薬がまったくないということではありません。検出限界値以下ということであって、ごく微量残留している可能性もあります。

「残留農薬ゼロだから安全だ」とはいえないのです。もし、このようなことをいっているところがあれば、不活性成分などの残留データの情報公開を求めてください。

1日摂取許容量（ADI）は安全ではない

最近になって、食品添加物の有害性を指摘した書籍が話題となり、改めて食品添加物に対する問題意識が高まってきました。

しかし、新聞や雑誌などのマスコミなどではこの風潮を危惧してか、食品添加物は安全だと言っている情報が近頃出てくるようになりました。

その根拠としている一つに主にＡＤＩ（1日摂取許容量）があります。食品添加物を動物に与え、急性毒性、慢性毒性、発ガン性、催奇形性などの試験を行ない、まったく影響が観察されない投与量を最大無作用量または無毒性量と言います。

原則として、実験動物と人との動物種の違いを考慮して最大無作用量に100分の1をかけた量がＡＤＩとなります。

ＡＤＩは人が一生涯毎日食品添加物を摂取し続けてもよい量として、体重1グラムあたり摂取する食品添加物の量としてミリグラム／キログラム体重と表わします。

このように、食品添加物の安全性は科学的な研究に基づいて評価されているので安全である、と言われています。

こんな説明を受けると本当に食品添加物は安全だと思ってしまうかもしれませんが、これにはトリックがあります。

動物実験で最大無作用量といっても、まったく無作用で無毒とは言えません。食品添加物を投与されて頭が痛くなったり、気持ちがイライラしたり、吐き気がしたりしても動物は訴えることができません。

また、動物実験で観察できる病気は限られており、人間が発病する多くの病気をすべて確認することはできません。アルツハイマー病、うつ病、アレルギー、化学物質過敏症などは動物実験では確認しにくいのです。

動物実験で用いる食品添加物はほとんどが主成分です。しかし、実際に加工食品などに使われている食品添加物には主成分だけではなく、いろいろな添加剤が使われています。

この実験は一つの食品添加物を与えた実験です。しかし、今の食生活では1日に摂取する食品添加物が1種類だけであるはずがありません。数十種類もの食品添加物を摂取していますから、相乗毒性を調べる必要がありますが、このような実験は天文学的数字になりますから不可能です。

ADIを調べているのは合成食品添加物で、天然食品添加物はほとんど調べられていません。しかし、認められている食品添加物は合成食品添加物より天然食品添加物のほうが約3倍も多いのです。

たとえADIは最大無作用量に100分の1をかけたとしても、安全だという保証はありません。本当の安全値はゼロです。

「無農薬」の不適正表示

平成17年2月4日、農林水産省は農薬使用の有無や原産地の表示について全国調査を行なった結果、152業者が不適切な表示をして農産物を販売していたと発表し、7業者の名前を公表しました。

しかし、なぜか全部の業者名を公表していません。この中で「無農薬」などの表示をしていながら農薬を使っていたのは37業者あり、このうち二つの業者の名前を公表しました。

大手のバナナ元売業者のドールは農薬を使って栽培していたフィリピン産のバナナを「指定農園で化学合成農薬を一切使用せずに有機肥料で生育しました」と表示していました。この商品はドールが年間29万トン輸入するバナナの約1パーセントに当たるようです。

また、流通業者のセイツーは農薬を使って栽培していたオクラと人参を「化学合成農薬栽培期間中不使用」と表示していました。

農水省は「無農薬」の表示に関して積極的に調査をしているようですが、「有機」についてはまったく調査をしていません。「有機は完全無農薬」という間違った情報が一般に浸透してしまっている状況を何も改善しようとはしていません。

おそらく「有機無農薬」より「有機低農薬」のほうが多いと思われます。早くこの実態調査をし、「有機無農薬」と「有機低農薬」の区別が分かるような表示を義務付けるべきです。

「低農薬・減農薬だから安全」とは言えない

食の安全性への関心が高まっていますが、最近、テレビや雑誌などで「低農薬だから安全」という言葉をよく耳にします。自然食品店でも低農薬の野菜が安全かのように売られていることがあります。低農薬・減農薬とは農薬の使用回数が慣行栽培の半分以下、となっています。

しかし、回数は減っても1回に使う農薬の濃度や種類によっては毒性が低いとは言えません。すなわち、低農薬といっても低回数のことであって、低毒性ではありません。慣行栽培で農薬を30回使用するところを、10分の1の3回しか使用していなければ低回数であり、低毒性ともいえるでしょうが、半分に減らしただけでは低毒性とまでいえるかどうか分かりません。

　また、たとえ回数を減らしても、農薬を使っているわけですから、とても「安全だ」などとはいえません。低農薬で安全であれば、無農薬にする必要がありません。

　農薬の使用回数だけで安全性を考えるのではなく、使っている堆肥や種のことも考える必要があります。

天然農薬ニームの有害性

　ニーム（インドセンダンまたはマルゴッサ）とはインド原産の植物で種から油を搾《しぼ》ったニームオイルや葉を煎じたニーム抽出液のことで、天然農薬の殺虫剤として日本でも使われています。

　ニームの殺虫作用は有効成分のひとつのアザディラクチンが虫の摂食阻害物質として働き、食欲を減退させるため、虫は餓死します。

　また、虫の脱皮など成長にかかわるホルモンと構造が似ているため、このホルモンの働きを阻害し、脱皮ができず、虫が死にます。環境ホルモンのような働きがあり、インドでは避妊薬として使われていたようです。

ニームの殺虫効果は約1000種類の虫や細菌に有効だと言われています。ゴキブリやシロアリも殺すことができる殺虫剤はたとえ天然のものでも、人体に無害のはずがありません。いろいろな有害性が考えられますが、医学的にニームの有害性については十分な研究はありません。

ニームは即効性がなく、効果が表われるのに数日かかります。よって有害性も長期の研究が必要ですが、動物実験で毒性試験をしても有害性は認められにくいでしょう。

ニームは天然だからと言って、有機農産物やオーガニックコットンにも使われています。化学農薬とどちらが有害性が強いかははっきり分かりません。

化学物質過敏症の患者さんのなかには、化学肥料を少量使って何も散布しない無農薬の農家用の野菜より、ニームを使った有機野菜のほうが食べたときの反応が強く出る人がよくいます。

また、ある化学物質過敏症の患者さんはこれまでに何十種類ものオーガニックコットンを試してきても、すぐに使えるものは一つもなく、最低20回以上洗わなければ使えないということでした。オーガニックコットンに使われている有害物質はニームだけではありませんが、一つの要因になっているかもしれません。

ニームは農産物以外にも建材にも使われることがあります。製材を保管する場合、木と木の間に隙間があれば、風通しがよくカビにくいのです。しかし、保管場所が狭いなどの理由で木と木をくっつけて保管していると、カビやすくなります。合成化学物質の防カビ剤より安全だと誤解してニームを製材の防カビ剤として使うことがあります。

フグの毒もトリカブトの毒もジャガイモの芽も天然のものです。天然だから安全、ではありません。

無添加の大ウソ

保存料を使っていないという無添加食品がありますが、ソルビン酸カリウム、安息香酸ナトリウム、プロピオン酸カリウム、酒精（高純度アルコール）などの保存料以外の防腐効果のある殺菌剤、品質保持剤、防カビ剤、酸化防止剤、ｐＨ調節剤、酸味料などは使われています。

原材料の野菜などを加工前に消毒殺菌するために、過酸化水素、次塩素酸などの殺菌剤、日持ち効果を高めるためにプロピレングリコール（ＰＧ）などの品質保持剤を使うことがあります。

グレープフルーツやレモンなどの柑橘類を輸入する際、OPP、TBZなどの防カビ剤をポストハーベスト農薬として使うことがあります。この場合は商品に防カビ剤の使用の表示義務がないため使われているかどうかは分かりません。

食品が空気に触れて酸化するのを防ぐためにアスコルビン酸ナトリウム（ビタミンC）、トコフェノール（ビタミンE）、BHAなどの酸化防止剤を使うことがあります。

食品が腐敗しにくいpHに保ったり、食品添加物の効果を維持させるためにクエン酸、乳酸、リン酸ナトリウムなどのpH調節剤を使うことがあります。アジピン酸、フマル酸などを酸味料として使うことがありますが、結果的にpHを下げ、pH調節剤の作用をしているものもあります。

これらの防腐効果のある食品添加物はすべて「防腐剤（保存料）」、「防腐剤（酸化防止剤）」などと表示すべきです。微生物に悪影響を与えて防腐効果を発揮する食品添加物であれば、人体の細胞の機能や体内微生物に悪影響を与えるはずです。

食品を腐りにくくし日持ちを高めることは必要ですが、食品添加物を使わず食品包装の工夫や冷凍技術の活用など、物理的な方法で行なうべきです。

食品添加物の添加剤

ジャムなどの食品表示にフルーツペクチンと書かれているものがあります。フルーツペクチンを何かの果物と勘違いしている人がいるようですが、粘り気をだすための増粘安定剤の食品添加物のことです。

ジャムを作るとき、完熟のフルーツには多く含まれているペクチンの作用でとろみがつきます。しかし、未熟や過熟のフルーツはペクチンが少ないため、食品添加物のペクチンを使わなければとろみが出ないのです。

ジャムのメーカーは食品添加物の粉末ペクチンを業者から購入します。粉末ペクチンに含まれるペクチンの濃度は何パーセントだと思いますか？　１００パーセント近いと思われるかもしれませんが、ある粉末ペクチンの成分表を見ると、ペクチン（リンゴ由来）20パーセントと書かれています。

残りはカラギナン17・2パーセント、カロブビーンガム14・8パーセント、塩化カリウム7・6パーセント、クエン酸（無水）6・0パーセント、乳酸カルシウム4・4パーセント、クエン酸三ナトリウム4・0パーセント、食品素材26・0パーセントと書かれています。食品添加物のペクチンには安定剤などの添加剤がたくさん使われているのです。さらにカラギナンにもカロブビーンガムにもそれぞれの添加剤に安定剤などの添加剤が使われています。

また、リンゴ由来のフルーツペクチンであればリンゴ栽培に使われた数十種類の農薬が残留している可能性があります。表示を見ると、食品添加物はペクチン1種類と思ってしまいますが、実際には他の添加剤や農薬が何十種類も入っているのです。

ペクチンは有機のジャムにも使用が認められています。しかし、ペクチンの詳しい情報は表示されていません。有機農産加工食品はすべて無添加ではありません。約60種類の添加物の使用が認められています。

ジャムは市販のものでも使われている食品添加物は数種類ですが、インスタントラーメンには数十種類も使われています。その添加剤を調べると100種類を超えるかもしれません。こんな加工食品ばかり売られている日本は異常としか言いようがありません。食品添加物の添加剤も含めて食品表示をすべきです。

ブドウ糖果糖液糖も還元麦芽糖水飴も人工甘味料

はちみつは天然のもので、純粋はちみつであれば砂糖や人工甘味料など混ぜていないと思われていました。しかし、昨年の5月のはちみつの適正表示を推進する全国はちみつ公正取引協議会の定期検査で、ブドウ糖果糖液糖や還元麦芽糖水飴などの人工甘味料や砂糖などが混入されている疑いのある純粋はちみつが過去7年間で延べ610点の約2割を占める120点もあったと判明したのです。

ブドウ糖果糖液糖は清涼飲料水などの原材料名によく書いてあります。名前からすると砂糖の一種と思われがちですが、製造工程を調べると化学物質です。

ブドウ糖果糖液糖を作るには、まずトウモロコシやジャガイモなどのデンプンをアミラーゼなどの酵素または塩酸などの酸によって、ブドウ糖を作ります。

そのブドウ糖の一部からグルコースイソメラーゼなどの酵素またはアルカリ剤によって果糖を作ります。この処理を異性化と言います。

日本農林規格のJASではブドウ糖が50パーセント以上で果糖が50パーセント未満のものをブドウ糖果糖液糖、ブドウ糖が50パーセント未満で果糖が50パーセント以上のものを果糖ブドウ糖液糖と決めています。

原料のトウモロコシやジャガイモは遺伝子組み換えの可能性があります。アミラーゼやグルコースイソメラーゼなどの酵素は発酵法で作られているものがあり、発酵菌の遺伝子操作や純粋培養の培養液に問題があります。塩酸やアルカリ剤は化学物質です。

このような方法で作られたものは純度の高いブドウ糖と果糖の化学物質の混合物と言えるので、添加物にすべきですが、法律上では添加物にはなっていません。砂糖を使っていない無添加食品にもブドウ糖果糖液糖が使われているものもあります。

砂糖は低温になると甘みが弱くなりますが、ブドウ糖果糖液糖は低温で甘みが強くなり、しかも値段が砂糖より安いので、清涼飲料水などによく使われているのです。

また、砂糖は溶かすのに手間がかかりますが、ブドウ糖果糖液糖は液糖で液体ですから溶けやすいので、清涼飲料水やアイスクリームなどによく使われているのです。

ブドウ糖果糖液糖は清涼飲料水やアイスクリーム以外でもジャム、スポーツ飲料、プリンなどにも使われています。

また、本来の水飴は米と麦芽で作ります。水で膨らんだ小麦をむしろにくるみ発芽させ、麦のもやしを作り、天日でからからに干します。白米のお粥《かゆ》に麦のもやしを混ぜ込み、煮込んで作ります。

しかし、最近の水飴は米のみならず、トウモロコシ、ジャガイモ、タピオカなどから精製したデンプンを塩酸などの酸や糖化酵素で糖化して作ります。成分は麦芽糖、ブドウ糖、リキストリンなどで主成分は麦芽糖のため、麦芽糖水飴といっていますが、麦芽は一切使っていません。

この麦芽糖水飴にニッケルを触媒として、高温高圧で水素を添加し、化学物質などで脱色したり、不純物を除去して作られたものが還元麦芽糖水飴です。

水素を添加することを化学反応用語で還元というので、還元麦芽糖水飴といっているのです。まるで麦芽を使った本来の水飴のような名称ですが、製造方法を考えると人工甘味料です。

本来の麦芽水飴は麦芽糖などの糖質と水分以外に米の成分のアミノ酸やミネラル分が含まれているため美味しいのです。しかし、還元麦芽糖水飴は精製しているため水分と糖質がほとんどです。

還元麦芽糖水飴は保湿性があり、つや出しにもなるので、和菓子などによく使われています。みなさんの身の回りの食品の表示をよく見てください。原材料に還元麦芽糖水飴と書いている食品があると思います。

ビールと日本酒の防腐剤

ビールや日本酒には防腐剤などの表示がないため使っていないと思っている人が多いようですが、実は使っているものもあります。

ビールには酸化防止剤として二酸化硫黄が使われることがあります。しかし、これは製造工程で使うのではなく原材料のホップにすでに添加されているため、キャリーオーバーとしてみなされるので表示義務がなく、ビールのラベルの原材料表示には書かれていません。

同じようにビールには加工助剤として醸造用水の水質調整のための硫酸カルシウム、濁りを取るためのタンニン酸、ろ過剤としての珪藻土《けいそうど》などが使われることがあります。加工助剤も食品中にほとんど残留しないとのことで表示義務がないため原材料表示には書かれていません。しかし、ほとんど残留しないといっても、ごく微量残留している可能性があります。

日本酒は純米酒以外は、吟醸酒や大吟醸酒でも醸造用アルコールが使われています。アルコール濃度を高める役目もありますが、防腐剤の役目もしています。

ビールと同じように加工助剤として防腐目的の乳酸、酵母の栄養源としてリン酸カリウム、ろ過剤として珪藻土や活性炭などが使われていますが、やはり表示義務がないため原材料表示には書かれていません。

このように原材料表示に添加物が書かれていないからといって無添加と解釈するのは大間違いです。ビールや日本酒以外にもこのような食品は多く存在します。よって、キャリーオーバーも加工助剤もすべての添加物の表示を義務付けるべきです。そうするとインスタントラーメンなどは添加物の数が数十になる商品があるでしょう。

寒天は無添加ではない

以前、間違った情報で寒天ダイエットが流行しました。寒天はカロリーがほとんどないだけで、寒天ばかり食べて体重が減ったとしても栄養失調で衰弱しただけです。

また、寒天は無添加の自然食だと言っていますが、とんでもない間違いでほとんどが添加剤を使っています。ただ、表示義務がない添加剤なので商品にはほとんど書いてありません。

そもそも寒天は江戸時代の17世紀中ごろ、京都伏見の旅館の主人、美濃屋太郎左衛門がところてんの食べ残しを冬の寒い日に外に置いていたら固まったので寒天という名前になった、と言われています。

寒天の原料といえば天草ですが、輸入のオゴノリを使っているところも多いのです。このオゴノリは天草より安いのですが、凝固力が弱いので水酸化ナトリウムとカルシウムの溶液で加熱処理して凝固力を強めます。

天草はこのようなことはしません。しかし、天草やオゴノリから寒天質を抽出するのに昔は熱水で処理していましたが、最近ではほとんどのメーカーが低濃度の硫酸で寒天質を抽出しています。また、漂白剤や変色防止剤を使用することがあります。

これらの添加剤を一切使用していない寒天を以前から探しているのですが、見つかりません。どんなにこだわったメーカーでも、硫酸だけは使わないと歩留まりが低下してしまうようです。

「香料」に注意

自然食品店の自然食でもジュースなどの原材料表示に「香料」と書いてあります。「香料」としか書いてないため、1種類の香料しか使っていないと思っている人が多いようです。

しかし、合成食品添加物の香料は約90種類認められており、その中の何種類かを組み合わせて使っているのです。何種類使っていても原材料の表示には一括表示で「香料」とだけ書けばよいことになっています。

どのような香料を何種類使っているかをメーカーに聞いても、企業秘密ということで教えてくれません。人が口にするものですから使っている香料すべての物質名を表示しなければいけない法律にするべきです。中には発ガン性の疑いのある香料もあるのです。

また、アロマセラピー（香料療法）では天然の香料を使っているといっていますが、原料は天然のハーブなどであったとしてもアルコールや有機溶剤などの化学物質を使って香料を抽出しているものがほとんどです。

まともな食材を使っていれば香料など使わなくても天然の香りがあります。ジュースであれば原料の果汁を少なくするから香料を使わざるをえなくなるのです。カキ氷のシロップのようにイチゴやメロンやレモンを一切使わなくても香料と砂糖でイミテーションが出来てしまうものもあります。

好転反応と副作用

病気を好転反応と呼び、良い意味に解釈することはよいことです。しかし、好転反応という言葉を意識的か無意識的か悪用している人たちも増えています。健康食品や化粧品やアロマセラピーなどで症状が悪化することがあります。これは、有害なものを食べたり吸ったり塗ったりした結果の副作用です。

例えばアトピー性皮膚炎の人が健康食品を食べたりスキンケア商品を塗ったりしたあと、症状が悪化することがあります。その場合、それを勧めた人は「健康食品やスキンケア商品で自然治癒力が高まったので有害物質の排毒がはじまった」と言うことがあります。

しかし、これは健康食品やスキンケア商品に含まれている有害物質を排除しようとしたために起きた副作用と考えるべきです。自然治癒力を高める健康食品やスキンケア商品などありません。

好転反応と有害物質による副作用の区別は分かりにくいものです。市販の食事から無肥料、無農薬、無添加の自然食に替えて好転反応の症状が現われる場合があります。これは自然食の食材を摂っただけですから、自然治癒力が高まり、これまで身体に溜まっていた農薬や食品添加物などの有害物質が排毒されたと考えられます。

まず、何かを塗ったり吸ったりして症状が悪化した場合はすべて有害物質による副作用と考えられます。自然食の食材以外の、健康食品などの本来食材ではない特別な食べ物や飲み物を摂った場合の症状も有害物質による副作用と考えられます。

ただし、自然食でも低農薬や添加物が使われていたり、種が市販だったり、作物に有機肥料を使っていた場合はそれらの副作用が出ることもあります。

有害物質の副作用による好転反応であっても、有害物質で副作用の反応が出るのはまだよいほうでしょう。有害物質を身体から排除しようとする自然治癒力があるからです。有害物質を使っても副作用が出ないような自然治癒力が低下した身体のほうが心配です。

症状が出たときに好転反応と副作用の違いに気付かず続けていると、有害物質で自然治癒力が低下し、症状が出なくなると何年か後に慢性毒性による病気が現われることがあります。

病気を身体の悪くなる悪化作用と捉えるのではなく、身体がよくなるための好転反応であると考えることができるのは、よいことです。どんな病気でも辛くていやなものです。

しかし、病気という自然治癒力を薬などを使わず乗り切ることで以前より病状がよくなると思えれば、病気の苦しみも何分の一か減るでしょう。しかし、病気の原因を正確に判断できなければ正しい治療ができなくなります。

第七章

健康法のウソ

代替医療で病気は治らない

現代医療に不安や不信や疑問をいだく人が多くなってきたためか、今の世の中いろんな健康法がちまたにあふれています。漢方薬などの東洋医療、サプリメントなどの健康食品、玄米やローフードなどの食養生、鍼灸や整体やホメオパシーなどの民間療法などの代替医療を求める人が多くなってきました。

代替医療の治療法は数多くあります。それぞれの治療法を行なっている人はそれが一番良いと思っているでしょうが、他の代替医療と効果を比較することは難しいです。どの代替医療を選ぶかの基準はあるのでしょうか。複数の治療法を同時に行なったり現代医療と併用すると、どのように症状が変化するか予測はできないと思います。

代替医療も対症療法であり根本療法とは言えません。何ごとも原因と結果があるように、病気は結果であり、原因を改善しなければ根本的な治療にはなりません。例えば、1日に数百歩しか歩かず運動不足が原因で膝の痛みや腰痛や肩こりがあるとします。根本的な治療は運動をすることです。運動不足を解消せず、代替医療で症状を抑えても病気が治ったとは言えません。

代替医療は言われるほどの効果効能があるとは思えません。現代医療でも代替医療でも、効果効能があると言ってなければ詐欺であり、効果効能があれば必ず副作用があるということです。

現代医療も代替医療も対症療法ですから、薬で病気症状を抑えてしまうと薬毒が原因で新たな病気が発生することがあります。代替医療の中には病気の発熱をよいとする考えがあり、漢方薬などで発熱を促進させるものもありますが、そうすると、自分自身で発熱する能力が発揮できず自然治癒力が低下してしまいます。

現代医療と代替医療は化学肥料と有機肥料に譬《たと》えてみましょう。化学肥料は化学物質だからよくないが有機肥料は化学物質ではないからよい、と間違って思われていますが肥料には変わりはなく、肥毒が原因で作物に害虫や病気が発生することがあります。

病気によっては病気そのものが自然治癒力の現われであり、病気症状が病気を治していることがあります。現代医療でも代替医療でも、もので病気は治らないのです。病気を根本的に治せるのは、自分自身の持っている自然治癒力だけです。

病気になったら何か人為的なことをしなければ治らないという固定観念がある限り、自然治癒力を高めることはできなくなるでしょう。

正当医学と商売医学

医学には純粋な科学に基づいた患者さんのための「正当医学」と、病院経営や製薬メーカーなどのための「商売医学」があります。

「正当医学」と「商売医学」の違いの実例をコレステロール低下剤とインフルエンザワクチンについて示します。血液検査において総コレステロールが220㎎／d（以下単位略）以上の人は、高脂血症という病人であり、コレステロール低下剤の処方が必要である、ととなえる学者たちがいます。

ところが、240～280の人たちがガンの発症率や死亡率が低く、薬剤でコレステロールを下げるとガンの発生や死亡率が高くなる、ととなえる学者たちがいます。

前者には製薬メーカーなどから多額の研究費をもらっている学者たちがいますが、後者には製薬メーカーなどから研究費をもらった学者はいません。両者の研究論文を医学的に公平に比較すると、後者のほうが信頼性が高い内容です。前者は「商売医学」であり、後者が「正当医学」であると言えます。

正当医学に基づいた医療が正当医療です。現代医療はほとんどが商売医学をもとにした

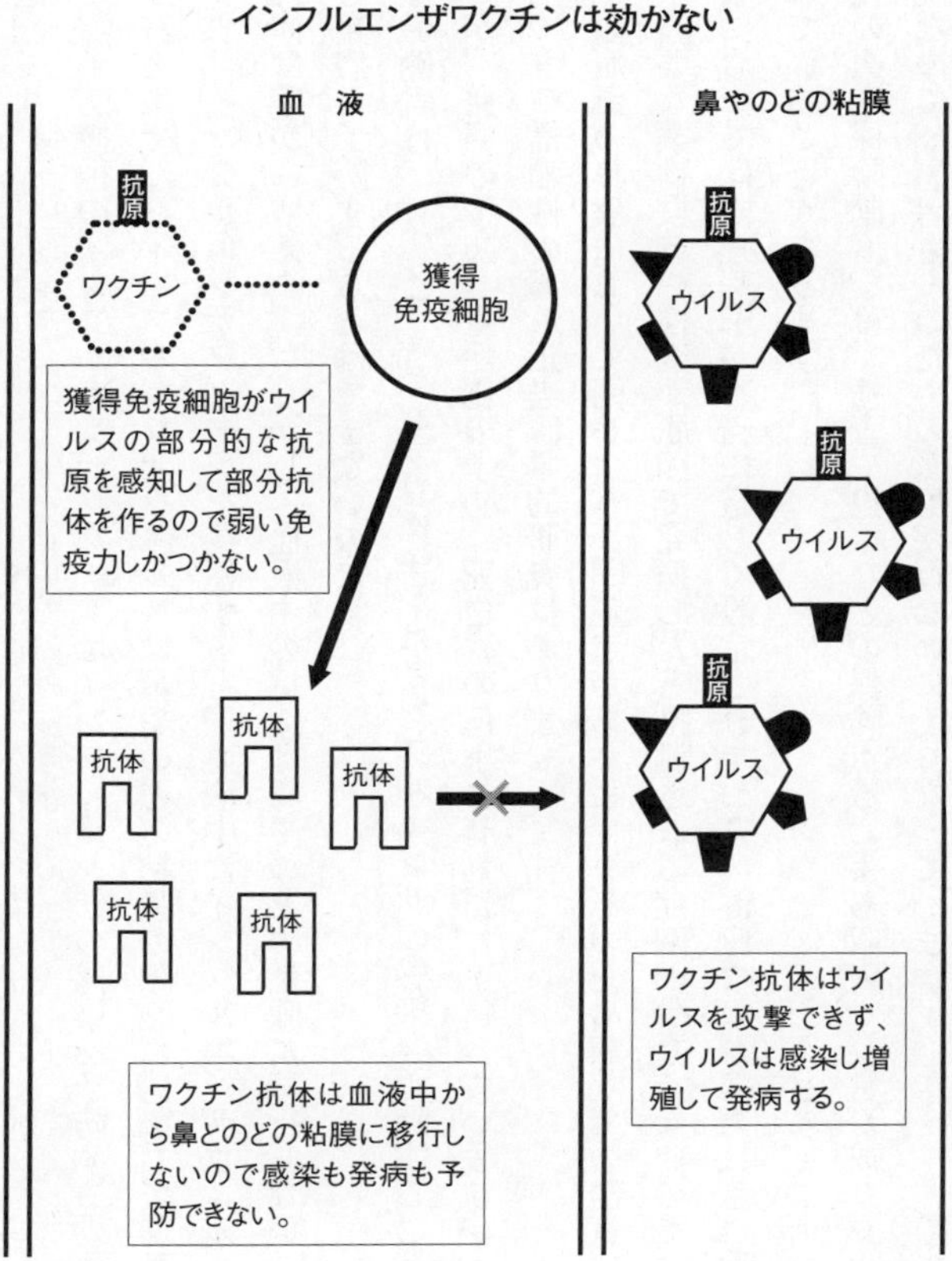
インフルエンザワクチンは効かない
血液
鼻やのどの粘膜
抗原
ワクチン
獲得免疫細胞
獲得免疫細胞がウイルスの部分的な抗原を感知して部分抗体を作るので弱い免疫力しかつかない。
抗体
抗体
抗体
抗体
抗体
ワクチン抗体は血液中から鼻とのどの粘膜に移行しないので感染も発病も予防できない。
抗原
ウイルス
抗原
ウイルス
抗原
ウイルス
ワクチン抗体はウイルスを攻撃できず、ウイルスは感染し増殖して発病する。

商売医療です。

また、予防接種のインフルエンザワクチンはインフルエンザの感染を予防する効果があるとは言えません。インフルエンザウイルスは鼻やのどの粘膜の細胞に感染して増殖し発病します。インフルエンザワクチンを接種すると、血液中にインフルエンザウイルスに対する抗体は確かに増えます。しかし、血液中の抗体は鼻やのどの粘膜に移行しないので、感染も発病も予防することはできないのです。

厚生労働省は、「インフルエンザワクチンはインフルエンザの感染を予防することはできないが、発病の予防、重症化の予防、死亡率の低下に有効だ」と言っていますが、それを証明できる信頼性のある正当医学的研究はありません。

多くの病気の診療において同じような問題点があります。そのため病院での治療において、不必要な薬物投与や検査が原因で発病したと推測される症例が少なくないのです。現代医療においては検査基準が不当に厳しく設定されており、健康な人が病人にされ薬を飲まされていることがあります。

現在の医療保険制度では、検査や投薬などの保険点数による収入で経営が成り立っている状況なので、患者さんのための医療が行ないにくくなっています。

このようなことは衣食住の日常生活にも現われています。現在使用が認められている農薬や食品添加物は、安全だととなえる学者もいれば安全ではないととなえる学者もいます。国は安全ととなえている学者たちを支持しているので、使用が認められているのです。

現代医療のみならず、代替医療などの健康法、健康食品、サプリメント、農薬、食品添加物、合成洗剤などの生活用品、原発事故による放射線被ばくなどにおいても、正当医学と商売医学があります。

もので病気は治らない

代替医療の中には何々の成分が多い、免疫力が高まる、抗酸化力が強いなどの謳《うた》い文句で、さも医学的に証明されて、だれにでも病気に効果があるようなことを言っているものがあります。

しかし、稚拙で薄っぺらな学問を振りかざしているだけです。自然現象を人間の力で容易に変えることができないのと同じで、何かを食べたり飲んだり、何かをするだけで病気が治ったりはしません。もので病気は治らないのです。病気を治せるのは自分自身の身体です。健康に秘訣はありません。代替医療は自然を尊重しているかのようですが、人間の病気という自然現象を人為的に操作しようとしていることが多いです。

免疫力を正確に測定することなど不可能

代替医療の健康法や健康食品やサプリメントなどの謳い文句では、免疫力が向上したとして「ナチュラルキラー細胞が活性化した」と言われることがあります。

しかし、人間の身体全体の免疫力は正確に測定できません。ナチュラルキラー細胞の検査は免疫力の測定の一つでしかありません。他には多くの免疫細胞の機能や情報伝達物質のサイトカインの機能の測定など何百種類にもなりますから、これらの測定をすべて行なうことは不可能です。

もし、ナチュラルキラー細胞の活性が高まったとしても、他の免疫機能の測定をすれば低下しているかもしれません。そして、ほとんどが身体の外の試験管内での結果であり、身体の中での効果は不明です。

ナチュラルキラー細胞がガン細胞を攻撃している映像を見ることがあります。しかし、Aさんのナチュラルキラー細胞とBさんのガン細胞を使ったとすれば、Aさんのナチュラルキラー細胞はBさんのガン細胞でも正常細胞でも異物と認識しますから、攻撃します。Aさんのナチュラルキラー細胞とAさんのガン細胞を使ったとしても、この二つの遺伝子のわずかな違いをナチュラルキラー細胞は認識できず攻撃できないでしょう。

もしも健康食品やサプリメントの何らかの成分が、ナチュラルキラー細胞の活性を高めるように変化させる作用があるとすれば、良い変化だけでなく悪い変化を引き起こすことも考えられます。例えば、ナチュラルキラー細胞が変異してガン化するかもしれません。ナチュラルキラー細胞性白血病という病気があります。この病気は、ナチュラルキラー細胞が何らかの原因でガン化して、異常に増殖する血液の病気です（ウイルス説がありますが原因はまだ不明です）。

また、ガン化したナチュラルキラー細胞は増殖して多くなっても免疫力は高まりません。ガン化したナチュラルキラー細胞は、正常なナチュラルキラー細胞と違って免疫機能はほとんどなく、増えすぎて正常な白血球が減少してしまいます。

このようなことはまれなことですが、ナチュラルキラー細胞の活性が高くなったとか、ナチュラルキラー細胞が多くなったからと言って、無条件で喜んでいられません。

免疫力より浄化力

「免疫力が低下すると病気になる」とか「病気になったのは免疫力が低下したから」と言われることがあります。そして「免疫力が強ければ病気にならない」と思うかもしれませんがそうとも言えません。

アトピー性皮膚炎の場合、ステロイド剤を使用すると皮膚の炎症は治まりかゆみも止まることがあります。ところが、ステロイド剤は「免疫抑制剤」ですから、使用すれば免疫力は低下してきます。

ステロイド剤を塗って炎症が治まりかゆみが止まって病気症状が出なければ免疫力が強くなったと考えるかもしれませんが、ステロイド剤で免疫力が低下しているとすれば「免疫力が強いから病気にならない」とは言えません。

ステロイド剤で免疫力が低下したため炎症やかゆみの病気症状を出せなくなったと考えられます。

また、異常な細胞が炎症を起こして細胞を処理し、皮膚炎を治そうとするためにかゆみが起きると考えられます。かゆみを抑えようと薬を塗ったり飲んだりすると、そのときはかゆみは治まりますが、身体が防衛反応である皮膚の炎症を治そうとしなくなります。

免疫力が低下すると、ガンになりやすくなると言われています。ところが、すべてのガン患者さんに必ずあてはまることではありませんが、ガンが発病する前は「ここ何年、風邪もひいたことがない」「アレルギーにもなったことがない」「大きな病気をしたことがない」という人が多いように思います。

何十年も風邪一つひかず、アレルギーにもならず、大きな病気にもかかったことがないというのであれば、免疫力が強かったと言われますが、ガンが発病すれば「免疫力が低下していた」ことになり、矛盾が生じます。

これは、免疫力が強かったから何十年も病気をしなかったのではなく、免疫力が低下していて身体の防衛反応が弱くなっていたので、風邪もひけず、アレルギーにもなれなかったのでしょう。

「免疫力が強いことはよいこと」と考えるのはいいのですが、「病気はすべて悪いもの」「病気は何もかからないことがよいこと」と単純に考えず病気は身体の不調を整えるための浄化作用であると考えるべきでしょう。

抗酸化力が強くなると解毒力が弱まることがある

「活性酸素」は細胞のＤＮＡや細胞膜を傷つけ、いろいろな病気の要因となることがあるので、活性酸素はすべて有害と思われることが多いようです。

活性酸素に効果があると謳っている抗酸化サプリメントとしてビタミン剤などが、無条件に身体によいかのように販売されています。

しかし、活性酸素は病原体を攻撃する役割を持っており、血管を広げたり、排卵を誘発したり、生命活動に不可欠な有用物質でもあります。そのため抗酸化サプリメントは活性酸素の有用な働きまで阻害してしまい、有害性があるという研究報告もあります。さらに、抗酸化サプリメントが体内で酸化して、身体にとって有害な働きをすることがあります。

一方、体内で必要に応じて自然に発生した活性酸素は、有用な働きをすると考えられています。

健康食品やサプリメントの抗酸化力が強いと言ってもそれは試験管内のデータがほとんどで、それを摂取した場合の体内での抗酸化力のデータは乏しいのです。

また、体内での酸化作用は、すべて身体に悪いかのように言われていますが、そうではありません。

例えば、肝臓では酸化作用によって有害物質を処理します。もし健康食品やサプリメントを摂取して酸化作用を抑制すれば、肝臓の解毒作用も抑制してしまうことになりかねません。

体内の酸化作用や抗酸化作用を人為的にコントロールすることは、そう簡単にできないのです。

今の商業主義、営利主義は、売る側の都合のいいことしか言わず、都合の悪いことは一切公表しません。売る側が示すメリットだけを信じて鵜呑《うの》みにはできません。

以前、「運動すると酸素を大量に吸い込み、そのため活性酸素がたくさん発生するので運動は身体に悪い」と言った学者がいました。たしかに、運動をすれば活性酸素は発生しますが、運動をすることで有害な活性酸素を消去する働きのほうが高まるのです。

さらに、運動をすることで「血液の循環がよくなる」「心拍機能が向上する」「筋力が向上する」などメリットは多くあります。毎日、適度な運動は心がけるべきです。

風邪は万病の予防

昔から「風邪は万病の元」と言われ、風邪をひかないことが健康であるかのように思われているようですが、実は「風邪による発熱が万病を予防している」とも言えるのです。発熱の医学的な機序は大変複雑ですが、体温が40度に発熱した場合を簡単に説明しましょう。

脳の中には、体温をコントロールする体温中枢があるとされ、平熱が36・5度の人は、体温中枢も36・5度に設定されています。風邪のウイルスの感染などが要因で体温中枢の設定温度が突然40度に上がると、体温が徐々に上昇します。

風邪のひきはじめに、体温が38度の高熱でも寒気を感じることがありますが、これは、体温は38度でも体温中枢の設定温度が40度のため、その2度の差で寒気を感じます。そして、熱に弱いウイルスを弱らせるため身体を震わせて早く体温を40度に上げようとしているのです。

体温が上昇して40度になり設定温度と一緒になると、免疫力を高めるスイッチが入り、「汗をかけ」「血液の循環をよくしろ」などの命令を出します。その後、設定温度が下が

体温調整と発熱

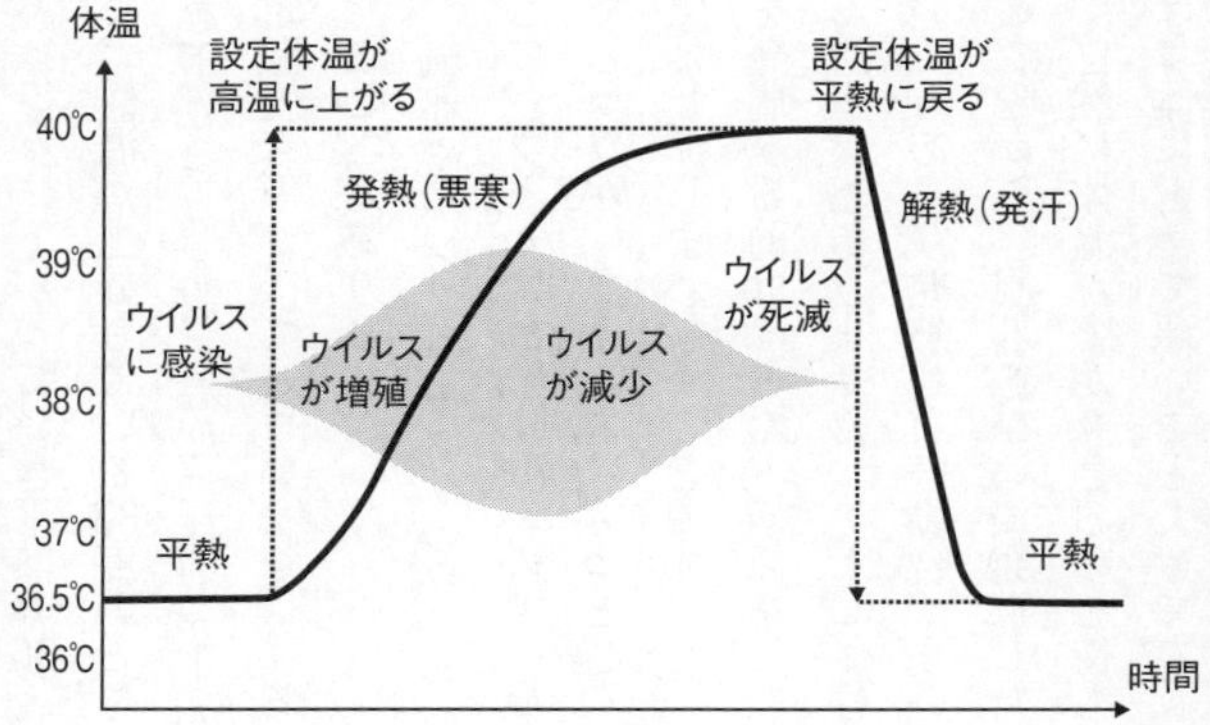

解熱剤による風のぶり返し

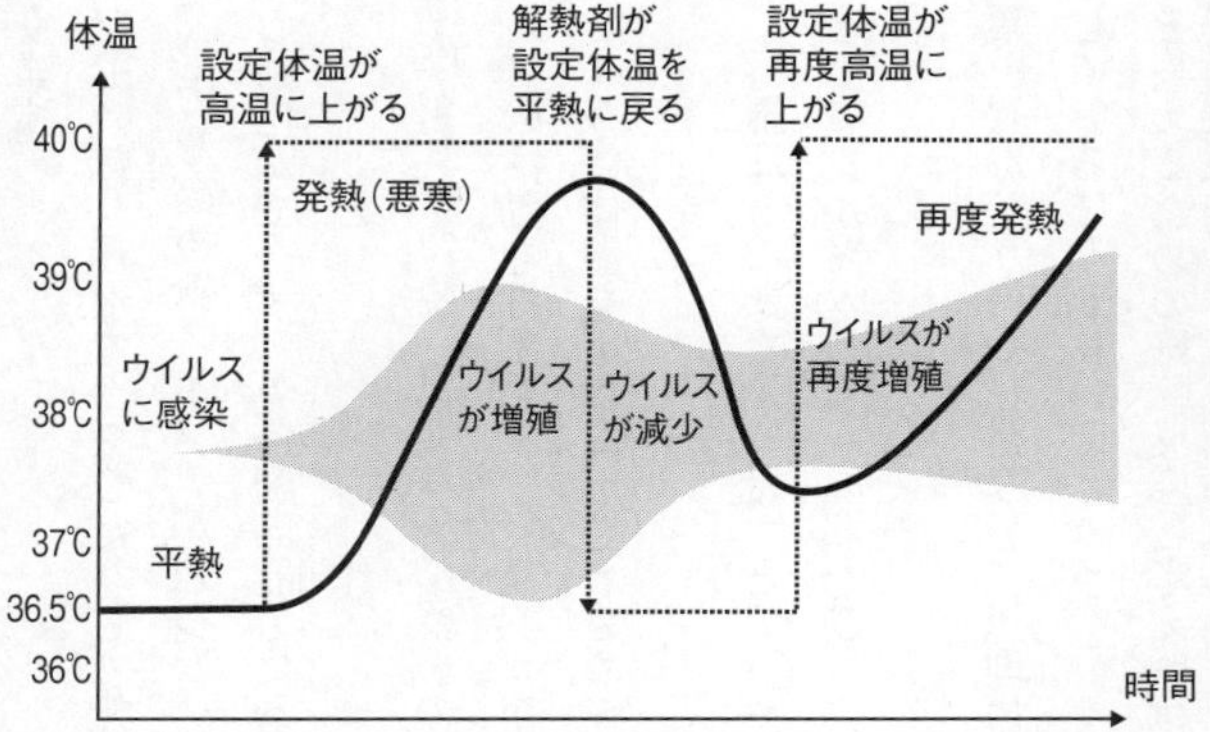

り、体温は徐々に下がっていき平熱の36・5度に戻ります。

しかし、体温が上昇している38度のときに解熱剤を用いたり、氷で冷やしたりして無理に体温を下げると、設定温度に体温が上がらず、免疫力を高めるスイッチが入らないまま、設定温度も下がってしまいます。すると免疫力の強化ができず、免疫調節能力にも異常が生じることがあります。

また、風邪やインフルエンザのウイルスは低い温度を好むため、風邪は冬に多いのです。そして、ウイルスは熱に弱いので、発熱はウイルスの活動を抑制します。高熱が出れば辛いでしょうが、ウイルスはもっとしんどいのでしょう。体温を下げてわざわざウイルスを元気にしてしまわないことです。

「ガンを発病する前はほとんど病気をしたことがなく、風邪もひかなかった」というガン患者さんが少なくありません。アトピー性皮膚炎などのアレルギーの人も風邪をひきにくく、ひいてもあまり発熱しない場合が多いようです。

以上のことから、風邪をひいて発熱したときは、薬を飲んだり冷やしたりして無理に解熱せず、自然に体温が上がりきるのを待ち、安静にしているほうが良いでしょう。

発熱は身体にとって悪いことだけでなく、免疫力を高めるための好転反応と考えれば、

「風邪は万病の予防」と言えるのです。

風邪の発熱などの症状は、風邪という病気を治しているということです。風邪をひいて発熱すると、食欲が低下したり、身体がだるく寝ていたくなるものです。こんなとき無理に食べたり身体を動かさないことです。

身体は風邪を治すために、自然治癒力を発揮します。身体はエネルギーの多くを自然治癒力に使いたいため、食欲を低下させて、消化吸収のエネルギーを使わないようにします。そして、身体をだるくさせて動き回るエネルギーを使わせないようにするのです。熱があって食欲がなくても、自然治癒力で風邪が治り解熱すれば食欲は回復し、美味しく食べられるようになります。熱があって食欲がないのに無理に食べる必要はなく、自然の摂理に順応すればいいのです。

風邪は身体の学習でありトレーニング

風邪をひいて熱が出て自然治癒力で回復していくことは、身体が風邪という病気を治すための学習をしトレーニングをしているということです。薬を使って症状を抑えるということは身体の学習とトレーニングを妨げることになり、自然治癒力の能力が低下してしまいます。

小学生が漢字のテストをして50点しか取れなかったとします。そのとき一生懸命学習して漢字の能力を身につけ100点を取ってこそ漢字を覚えられるのです。ところが、間違った残りの50点の漢字の答えを親や先生が書いてしまったら、見た目は100点でもその子供は漢字を覚えられません。薬剤の使用は、答えを書いてしまっていることになります。風邪に限らず多くの病気は同じようなことだと言えます。

サプリメントなどを飲んだり民間療法などをしている人たちの中には、風邪をひかなくなったと自慢気に言う人がいますが、これは「風邪をひく体力が低下して風邪をひけなくなった」ということも言えます。つまり〝衰弱療法〟ということです。

断食は衰弱療法

断食をすると病気が治るとか免疫力が強くなるとか言われています。しかし、病気そのものが治ったのではなく断食で身体が衰弱して病気という浄化力が低下したとも言えます。

断食をして風邪をひかなくなった、と言っている人がいますが、風邪は身体の浄化作用ですから風邪をひかなくなったということは、風邪をひける体力や浄化力が低下したことになります。

　また、断食でアトピー性皮膚炎や花粉症などのアレルギー性疾患がよくなったと言われることがありますが、アレルギーや炎症は身体の防衛反応ですからこの防衛反応能力が低下したことになります。

　断食のみならず多くの健康法でこのような衰弱療法が少なくありません。病気症状が出なくなると病気そのものが治ったと錯覚しやすいのです。

科学的根拠と感性

　科学的な根拠に乏しいからというだけで現代医療や代替医療に疑問があるのではありません。世の中には科学的に証明できない現象はたくさんあります。科学で証明されないからといって正しくないとは言えません。科学で証明されない現象があったとしても、今の科学ではその現象を証明できるだけの能力がないということもあります。

　科学で証明できてもできなくても、その現象が人の身体にとって有効か有害かの判断は、感性も必要です。

効果がなければどう責任を取るのか

代替医療の多くの共通した謳い文句や書籍のタイトルは「〇〇を食べれば病気が治る」とか「〇〇をすればガンにならない」とか、まるで誰にでも必ず効果効能があるかのようなことを言っていることがあります。このように言われても単純に信じ込まず、そう簡単なことで病気は治らない、と思う感性が必要でしょう。

代替医療の効果効能をとなえている人たちは、それを信じた人がその通りにしてもガンになったり病気が治らなかったりした場合、どのように責任を取るのでしょうか。

代替医療を謳うのであれば、「科学的、医学的に確実に解明されておらず、効果効能がある場合もない場合もあり、時には副作用がある場合もあります」と表明すべきだと思います。

代替医療を信じるか信じないかは感性の問題が大きいので、有効か有害かということは水掛け論になります。有効と信じる人は行ない、有害と信じる人は行なわなければいいのです。

以前、ある患者さんは健康情報に振り回され右往左往し、人からこの食べ物が身体に良いと言われればそれを食べ、あの健康法が身体に良いと言われればそれを試す、という生活をしていました。

その健康情報の実態を説明すると、有効とは言えないことを理解され、その後効果効能を求めるような健康法をやめると「健康情報に惑わされなくなり、気持ちがあせらず安定して落ち着いてきて楽になった。そして何よりも無駄なお金を使わなくなった」と言っていました。このような人が増えてもらいたいものです。

終章

美味しく安全な食の食べ方、選び方

自然食は薬ではない

自然食と健康食品はまったく別物です。自然食とはなるべく安全性にこだわった米、野菜、肉、味噌、醤油などの食材であり、あくまでも食べ物です。健康食品には栄養成分を精製したサプリメントやクロレラ、プロポリスなどがあります。これらは食材ではなく、いわゆる普通の食べ物ではありません。

そして、健康食品は、病気を予防するとか病気を治すとか薬理効果を目的としているものです。よく医師のなかには「健康食品など効果がない」と言う人もいて、確かに効果のないものが多くあります。

しかし、症状を抑える効果がある健康食品もあるのです。ただ、効果があるからといってよいのではなく「効果があるから危ない」と言いたいのです。

症状が一時的に抑えられることと、病気そのものが根本的に治ることはまったく別です。むしろ病気症状を抑えることによって、病気そのものが治るのを遅らせていることもあります。また、薬理作用の効果があれば必ず副作用があり、効果がなくても有害性があります。

自然食品店のなかで、健康食品を扱っている店がたくさんあります。こういう店は、食べ物屋というより薬屋といったほうがよいでしょう。自然食と健康食品とを混在させています。

病気の人が市販の食事から自然食にして、病気症状が好転した例は少なくありません。しかし、自然食が薬のように病気を治したのではありません。病気の要因になっていた市販の食事の有害物質が体内に入るのが少なくなったため、結果的に病気症状が好転したのです。自然食という人間が本来食すべきものを食べるようになり、結果的によくなったのです。

例えば、足の大きさが24センチメートルの人がデザインや色が気に入ったからといって23センチメートルの靴を履き続けていれば、当然足は痛くなります。そこで自分の足に合った24センチメートルの靴に履きかえれば、足の痛みは治まります。

しかし、足の痛みが治ったといっても、24センチメートルの靴が足の痛みを治したのではありません。本来履いてはいけない23センチメートルの靴から足に合った24センチメートルの靴を履くという、当たり前のことをしただけです。24センチメートルの靴が自然食で、23センチメートルの靴が農薬や食品添加物などを使った市販の食品といえます。

自然食は特定の人のための「特別食」ではなく、病気になっていてもいなくても、誰もが食すべき「普通食」なのです。市販の食品は本来、人が食すべきでない「異常食」といえます。

また、食材や料理が自然でも、間違った健康情報で理屈をつけて、食べたくもないものを食べ、つまり不自然な心で食べていれば自然な食事とはいえなくなります。美味しく楽しく安全に食べることが大切です。自然食は決して薬ではありません。自然の恵みです。

自然栽培と有機栽培

自然栽培とは、化学肥料や有機肥料、牛糞、鶏糞、豚糞、馬糞、人糞、魚粉、肉骨粉、油粕、海草、米糠などの資材、そして漢方系も含めて農薬などを一切使用しないで自然の摂理に即した無肥料栽培のことです。有機栽培とは有機質を肥料として用いる農法のことです。

自然栽培は無肥料が原則ですが、保温のため、保湿のため、土を柔らかくするために水田には稲藁《いなわら》のみ、畑には枯葉または枯草のみを一時的に使用することがあります。

私は医師の立場において、自然栽培と有機栽培の違いを患者さんを通して学ばせていただいたことから述べさせていただきます。

今から20年ほど前のことですが、73歳の男性で胃ガンの末期の患者さんがおられました。農薬や化学肥料を使った化学栽培の米では食べてもすぐに吐いてしまいますが、無農薬、無肥料の自然栽培の米であれば食べてもまったく吐きませんでした。しかしたとえ無農薬でも、有機肥料を使った米では吐いてしまいました。

その当時は、自然栽培の農産物はほとんど販売されていなかったので、直接農家に行って米や野菜を分けていただき、患者さんに食べていただいていました。

このとき初めて無肥料の自然栽培の農産物は、医学や栄養学では解明できない不思議な生命力を持っているものだと強く実感しました。

その後、ガンなどの末期の患者さんで同じような症例がありましたが、末期でない患者さんや健康な人ではこのようなことはありませんでした。

ところが、数年前から化学物質過敏症の重症の患者さんに同じような症状が現われはじめました。症状としては食べた物を吐くようなことはほとんどありませんでしたが、化学農法や有機栽培の農産物を食べると頭痛、めまい、湿疹、吐き気などさまざまな化学物質過敏症の症状が現われました。

化学物質過敏症の人たちは、食べる前にあらかじめ肥料を使っているとかいないとか、農薬を使っているとかいないとか、分かって食べているのではありません。

以前「有機認証のあるホウレン草を食べたが、農薬を使った野菜を食べたときと同じような反応が出た」と言われました。そこで有機認証制度を調べてみると、一部の化学合成農薬や化学肥料や食品添加物の使用を認めているのです。たとえ有機認証のある農産物でも、有機無農薬産と有機低農薬産が存在するのです。

ところが、その区別は表示では分かりません。化学物質過敏症の人のみならず、消費者にとっても知るべき大切な情報ですから、区別が分かるような表示にしてもらいたいものです。

食べられるものと食べられないもの

また、無農薬の米や野菜などの農産物であっても食べられるものと食べられないものがあります。動物質の堆肥や野菜くず、油かす、米糠などの植物性堆肥のものは食べられないが、藁か草の堆肥や無肥料のものなら食べられる。無肥料栽培のものでも無肥料3年以内のものは食べられないが、3年以上のものは食べられる。人工交配のF1種のものは食べられないが、自家採種や在来種のものなら食べられる。

在来種でも種子消毒をしているものは食べられないが、種子消毒をしていないものは食べられる。このような患者さんもいるのです。

人工交配のＦ１種は化学肥料や農薬に頼った種です。作る側に都合のいいような、形や大きさが揃った作物が出来るようにするために使ったのです。

種を播く前から消毒剤で種を消毒することがあります。このような普通の人にとってはごく微量の有害物質でも化学物質過敏症の人にとっては敏感に反応することがあるのです。その濃度は１兆分の１というごく低濃度です。１兆分の１の濃度とは50メートルの長さのプールに角砂糖を１個入れたくらいの濃度です。

有機農産物の場合、家畜の糞尿の堆肥であれば、家畜に使われた抗生物質などの薬剤や、与えたえさに使われていた農薬、生ごみやおからや米糠などの堆肥であれば、農薬や添加物などの化学物質が要因かもしれません。

硝酸態窒素と活性酸素消去能力の比較

また、有機肥料の窒素（硝酸態窒素）が要因として考えられます。窒素は作物にある程度必要ですが、多すぎるとその作物を食べた場合、身体の中で変化して発ガン物質を作ったり貧血の原因物質を作ったりします。

植物の三大栄養素は、窒素とリン酸とカリウムです。なかでも窒素は植物の生長のための重要な栄養素です。もともと土の中には植物の生長にとって十分な窒素があります。

窒素は硝酸として作物に吸収されます。ある一定量であれば問題ないのですが、過剰になるとさまざまな問題が生じます。化学肥料でも有機肥料でも、土の中の微生物や水の働きで硝酸になり、吸収されます。

作物の中の硝酸は、口の中の細菌や腸内細菌の働きによって亜硝酸になります。血液の中の赤血球は、肺から吸収した空気中の酸素を全身の細胞に運ぶ役目をしています。ところが、亜硝酸は赤血球が酸素と結びつく力を弱めてしまい、赤血球が酸素を細胞に運びにくくしてしまいます。その結果貧血になることがあります。

乳幼児は大人より食べ物の硝酸を亜硝酸に変化しやすいため、硝酸によって貧血を起こしやすくなります。以前、高濃度の硝酸が含まれたホウレン草を離乳食として与えられた赤ちゃんが極度の貧血で死亡する事件がありました。チアノーゼという唇が青くなる症状が出るので、ブルーベビー病といわれました。硝酸は家畜の糞尿に汚染された地下水で粉ミルクを溶かして与えた場合でも、ブルーベビー病が発症することがあります。

また、亜硝酸は肉や魚に含まれるタンパク質と反応してニトロソアミンという発ガン物質を作り出すことがあります。長期間、硝酸濃度の高い食べ物を摂り続けていると発ガンの危険性が増加します。

活性酸素は、人体にとって時には有用であり、時には有害になります。本来、免疫細胞が働くとき、有用な作用をします。ところが、人体にとって異物である農薬、食品添加物、殺虫剤、抗菌剤などの化学物質に汚染されたり、ストレスなどが加わると体内で活性酸素が発生し、細胞や遺伝子を傷つけ、いろいろな病気の要因になるといわれています。

また、本来どんな食べ物にも活性酸素を消去する能力が備わっています。その活性酸素消去能力が、自然栽培産物と有機栽培産物と化学農法産物と、どのような違いがあるかを調べてみました。

その結果、自然栽培産物が一番活性酸素消去能力が強く、次に有機栽培産物、一番低かったのが化学農法産物でした。まだサンプル数が少なく、研究発表できるだけの資料はありませんが、今後サンプル数を増やし、研究発表したいと思います。

自然栽培と有機栽培とは似て非なるもの

農薬や化学肥料を使った一般栽培の農作物には、安全性に疑問を抱いている人が少なくありません。

そこで、自然栽培や有機栽培の農作物が、より安全性の高いものであるという認識は広まってはいますが、自然栽培と有機栽培とは似て非なるものです。

安全性にこだわったレストランでは「自然栽培や有機栽培の野菜を使用しています」とか自然食品店では「自然栽培や有機栽培の農作物やその加工食品を扱っています」と謳っているところがあり、自然栽培と有機栽培を同じカテゴリーに入れて同列に見て扱っているところが多いです。

有機栽培は認証機関が認めた農薬や肥料を使用していることがありますから、自然栽培のカテゴリーより一般栽培のカテゴリーに入るものです。有機栽培も一般栽培も農薬や肥料を使うことには変わりはなく、その種類が違う場合があるだけです。

自然栽培といっても法的に明確な定義はなく、どんな肥料も使わない無施肥で酢や木酢液なども一切何も散布しない無散布の自然栽培は少ないのが現状です。

たとえ有機肥料でなくても大豆やレンゲなどを肥料目的で使ったり、酢や木酢液などを散布した農作物は、自然栽培とか自然農法とかましてや無農薬とは言うべきではないでしょう。

栽培方法の名称だけでは消費者は分かり難いですから、施肥した物、散布した物、田畑に敷いた物、種の種類、栽培年数などを農作物に明記してもらったほうが納得できます。

肥料を与えないで農作物ができる理由

作物は根の能力や、無数の土壌微生物の能力で土の中の窒素などの養分を吸収しています。ですから、土に肥料を与えなくても作物は一定の期間を経れば十分に育ちます。

しかし、作物を育てればそれだけ土から養分が吸収されて、土の養分が減ってしまうから、1年や2年は育っても長期間無肥料では作物が育たないと考えられてきました。ところが、何年も何十年も無肥料で栽培していても、収穫量が減らないということが現実に多くあるのです。

その理由は、科学的には解明されていませんが、仮説としていくつか考えられます。作物は根から土の養分を吸収しますが、同時に葉は光合成で養分を作り出します。

例えば人参の根が土から吸収した10の養分と、葉が光合成で作り出した10の養分とを合わせると、作物を立派に育てるのに必要な10の養分以上の20の養分になっていますから、余った10の養分を根から排出して土に与えていると考えられます。そうすると土の10の養分が作物に一時吸収されても、作物が根から土に余った10の養分を与えていれば土の養分は減らなくなります。

また、種の能力も重要な要素です。化学肥料であっても有機肥料であっても、与えられた肥料を吸収していると作物が自分から養分を吸収しようとする能力が低下してしまいます。同じ無肥料で栽培しても無肥料栽培の自家採種の種であればよく育ちますが、化学肥料や有機肥料に頼ったF1種などの市販の種であればよく育たないことがあります。

例えば、テーブルに米、野菜、肉、魚を与えられた場合、調理能力のある人であればご飯を炊き、野菜を刻み、肉を焼き、魚を煮て食べることができます。

しかし、生米を食べたり、生のジャガイモを皮もむかずに食べられませんから、調理能力のない人であれば作られた食事を他人から与えてもらわなければ食べることができません。

調理能力のある人が無肥料の自然栽培の自家採種の種で、調理の力のない人がF1種などの市販の種と譬《たと》えられます。また、テーブルの上の米や野菜などの食材が土そのものの養分であり、作られた食事が化学肥料や有機肥料と譬えられます。そして、食材の調理をすすんでする人は自分が食べたい分だけ食事を作って食べるので、食事を余らせることはありません。しかし、調理をしようとしない人の必要な食事の量は作って与える人にはわからず、たくさん作ってしまいます。そうすると与えられた食事が余ってしまい、時が経つにつれ、テーブルの上で腐ってしまって、肥毒（硝酸性窒素などの有害物質）になります。

テーブルの上で余って腐った食事はそのままにしておくとハエがたかり、ウジが湧いたりカビが生えたりしてきます。作物でいえば、害虫や病原菌になるものです。

そして、調理をすすんでする人は毎日調理をしてますます腕が磨かれ、美味しい食事を作ることができます。しかし、調理をしようとしない人は自分で食事を作りませんから調理能力も体力も衰えて病気になってしまうでしょう。作物でいえば生長障害を起こすのです。

有機肥料を入れすぎた田畑の窒素が、ある程度減るまでには無肥料にしても約3年かかると思われます。というのは、化学物質過敏症の人でたとえ無肥料でも3年以内の作物は食べられず、3年以上無肥料の作物であれば食べられることがあるからです。

消費者のための農産物表示

前述したように有機認証のある有機農産物は必ずしも無農薬、無化学肥料とはいえません。使用できるものは限定されているとはいえ、化学合成の農薬などの使用を認めているのです。

「有機野菜と言えば無農薬と、はなから疑うこともありませんでした。ところが、農家から届いた有機認証付きのダイコンが入った箱を開けた途端、娘が呼吸困難になってしまったんです。娘は化学物質過敏症で、殊《こと》に農薬に対して激しく反応する。調べてみたら、案の定、原因は農薬でした」と訴える患者さんもいます。

自然食の販売店「ナチュラル・ハーモニー」(http://www.naturalharmony.co.jp/)では平成15年から消費者のために店で販売しているすべての農産物の内容をできるだけ詳しく表示し、情報公開しています。

農薬は殺虫剤、殺菌剤、天然材料の使用回数、肥料は植物性堆肥、動物性堆肥、微生物資材の使用の有無、種は在来種かF1品種か、自家採種であれば年数、土壌消毒剤、除草剤、化学肥料の使用の有無について表示しています。

内容によって、「自然栽培」（無肥料栽培）「無農薬栽培」「低農薬栽培」「有機無農薬栽培」、そして有機農産物でも農薬を使っていれば「有機低農薬栽培」と表示されています。

ナチュラル・ハーモニーでは自然栽培の野菜や天然発酵菌の味噌や納豆などの発酵醸造食品などの加工食品を宅配しています。

菌匠会の天然発酵食

化学物質過敏症の患者さんの中に、安全性にこだわった小麦粉のパンでも、純粋培養のイースト菌を使っていると食べられませんが、自家培養の天然酵母のパンなら食べられる、という人がいました。

純粋培養のイースト菌より天然酵母のパンが、より安全で美味しいという認識は一般的にあります。

であれば、味噌、醤油、日本酒、納豆などの発酵食に使われている麴菌、酵母菌、納豆菌などの発酵菌も、天然菌で作ったほうがより安全で美味しいのではないかと私は以前から思っていました。

そこで、純粋培養された麴菌を使わず、蔵付の天然麴菌で発酵した味噌を作っているメーカーを探していましたが中々見つかりませんでした。

2001年、私は出身地の福井県へ講演のため帰省しました。福井県では、無農薬・無添加の味噌を作っていることで評判だった「マルカワみそ」に講演のあと見学に行きました。

私はこれまで、何度も全国各地の味噌メーカーが使っている純粋培養の麴菌の実態をお知らせし、天然麴菌で味噌を仕込んでいただきたいとお願いしてきましたが、残念ながらどこも希望をかなえてはいただけませんでした。

マルカワみそさんも内心不安でしたが、種麴メーカーの麴菌の実態を説明させていただいたところ、会長の河崎宇右衛門さんは「麴菌がそんなに恐ろしい現状だとは知りませんでした。40年前までは自社の味噌蔵に生息している天然の麴菌で種麴を作っていました。種麴メーカーから純粋培養された種麴を買えるようになってからは、天然種麴は一切作っていません。大切なことだから、この夏40年ぶりにチャレンジしてみましょう」と言っていただけました。私は大変嬉しく思いました。

ちなみに種麴とは、麴菌が粉末状になったものです。なお〝この夏〟には理由があるのです。福井地方で気温が30度以上の日が1週間以上続く、真夏の時期に種麹を作っていたのです。

息子さんの河崎宏社長が技術を伝承できるよう、種麹作りは親子で取り組むことになりました。河崎宏社長は、偶然にも私の福井県立武生高校の後輩でした。

7月になり、気温が30度を超すようになった頃、いよいよ種麹作りが始まりましたが、やはり40年ぶりなので、最初からうまくいくはずはありませんでした。何回か失敗を繰り返して、8月になってようやく完成しました。

その天然種麹は十分に味噌を作る能力があるかどうかはまだわかりません。味噌を仕込んで1年後に失敗していても後の祭りです。

そこで、天然種麹で作った米麹で甘酒を作ってみました。美味しくできれば天然種麹に米のデンプンを糖に変える糖化能力が十分あり、種麹作りが成功したと判断できるのです。

早速甘酒を作ってみると、大変美味しい甘酒ができてひと安心しました。試食したマルカワみその従業員の皆さんも、その美味しさに驚かれました。

今までの純粋培養された麹菌の種麹で作った甘酒と比較すると、純粋培養された種麹の甘酒はただ甘いだけでしたが、天然麹菌の甘酒は、甘味とともに奥深いうま味が感じられました。

おそらく、天然麹菌の中には米のデンプンを糖化するデンプン分解酵素を多く持つ麹菌だけでなく、米のタンパク質をアミノ酸に変えるタンパク分解酵素を多く持つ麹菌なども一緒に生息しているからだと思われます。ようやく完成した天然麹菌で味噌作りを開始し、1年後に風味豊かな大変美味しい味噌が出来上がりました。

そして、昔ながらの伝統的な手法により、天然の麹菌や酵母菌などの発酵菌の匠《たくみ》な技で作られた味噌、醤油、日本酒、納豆などの発酵醸造食を復活したいとの思いで「菌匠会」が設立されました。

こだわりグルメのお取り寄せ

市販の食べ物の有害性を指摘すると、「では安全な食べ物はどこに売っていますか」とよく聞かれることがあります。市販の食品より安全性の高い自然食はたくさんありますが、水も空気も化学物質で汚染されている地球環境ですから100パーセント安全な食べ物はありません。

1、「マルカワみそ」の天然麴味噌

マルカワみその天然麴味噌作りで使用している水は、敷地内から汲み上げた地下水です。米や大豆の洗い水や蒸し水、味噌の仕込み水にも使用しています。ボイラーにも一般的に使われている水垢取り剤（清缶剤）などの薬剤は一切使っていません。

天然麴菌を空気中から採取するには非常に手間がかかりますが、マルカワみその商品すべての味噌が天然麴菌を使っています。すべての商品には、品質管理のためのロット番号を刻印して出荷しています。品質などに不都合がある場合、「いつ・どのような原材料を使って作り、どのようにして消費者に届いているのか」をたどることのできるトレーサビリティー（生産履歴管理）を導入し、ガラス張りの生産管理体制を整えています。

マルカワみそ

【所在地】福井県越前市杉崎町12―62

【電話】0778―27―2111

【ホームページアドレス】http://marukawamiso.com/

2、「寺田本家」の天然酒

日本酒の中には、天然自家酵母を使用していると謳っているものがありますが、蔵に生息している自家酵母を使っていても、それを純粋培養しているものがほとんどです。

そこで、自然酒を造っている千葉県の「寺田本家」の寺田啓佐社長（故人）に麹菌や酵母の実態を説明し、天然酒を造っていただきたいとお願いしました。

しかし、「今まで天然麹菌や天然酵母で日本酒を造ったことがありません。そんなことをしたら酒が腐ってしまうでしょう」というお返事でした。

そこで失敗してもこちらで全量引き取るという条件で、マルカワみその天然菌の米麹と無農薬・無肥料の自然栽培米をこちらから提供し、無処理の地下水を使い天然酵母で少量の40リットルで仕込みました。

まず、天然の麴菌が蒸した米のデンプンを酵素で糖に変えます。次に、乳酸菌が糖を乳酸に変えます。乳酸は雑菌の働きを抑え、酵母が働きやすい環境を作ります。

寺田さんは、純粋培養の酵母を使わず、蔵に自生している蔵付き酵母だけを使ったのでは発酵してこないのではないかと思い、失敗を覚悟して待っていました。

しかし、仕込んでから3日目に蔵付きの天然酵母が発酵し泡が立ち始めました。しかも、寺田さんが思っていた以上に強く発酵し、蔵付き酵母の野生の息吹を感じる瞬間でした。このときの味は、炭酸が効いた乳酸飲料のサイダーのようでした。

出来上がった天然酒はアルコール度数が約18パーセントで、アルコールを感じるだけでなく、うま味が強く感じられました。通常、日本酒のアミノ酸度は1～2ですが、この天然酒は8前後もあり、うま味があることに納得しました。

現在、寺田本家では自家栽培の田んぼの稲麴菌を使い、蔵付きの天然酵母でアルコール発酵させじっくり熟成し、自然なお酒造りに取り組んでいます。

寺田本家
【所在地】千葉県香取郡神崎町本宿1964
【電話】0478―72―2221
【ホームページアドレス】http://www.teradahonke.co.jp/

3、「世嬉の一酒造」の天然酵母ビール

近年、日本でも消費者の本物志向で、副原料を一切使わない麦芽100パーセントのビールが増えています。

地ビールは、大麦やホップや水にこだわり、オリジナルのビールを謳っていますが、肝心のビール酵母は、大手メーカーと同じような純粋培養されたものを使っています。

そこで、純粋培養されたビール酵母を一切使わない、自然発酵の地ビールを探し始めましたが「天然酵母ビール」と宣伝している地ビールでも、それらの酵母は樹木や花などの酵母を純粋培養させたものでした。

「天然酵母」の定義が曖昧なため、花や土などの自然界から天然酵母を採取して使っていれば、たとえ純粋培養しても「天然酵母」と言っているようです。

その頃、知人の紹介でビール造りの職人である丹羽智さんと出会いました。当時は別の地ビール会社に勤めていましたが、天然酵母のビールをぜひ造ってみたいと長年研究開発をしていた人でした。

丹羽さんは空気中に浮遊している天然酵母や、野生の日本蜜蜂の蜂蜜の天然酵母を自家

培養して天然酵母ビール造りに成功し、製造販売していました。

丹羽さんは、2009年12月から、岩手県一関市の「世嬉の一酒造」で天然酵母のビールの製造を始めることになりました。天然蜂蜜は近年入手が難しくなったので、身近にあって野生に近い庭先の柿の干し柿から天然酵母を自家培養しました。

仕込み水は、醸造所の敷地内の無処理の地下水です。「天然水使用」と宣伝しているビールはありますが、水は天然水でも塩素消毒したり、加熱処理などしているものもあります。

通常のビールの炭酸はボンベの二酸化炭素ですが、自然発酵ビールは天然酵母が醸し出した天然炭酸です。

そして、加熱処理をしないのでビン内熟成します。そのため、ワインやウイスキーのように時間が経つほど熟成して美味しくなるのです。賞味期限は製造後6カ月ですが、数年経っても美味しく飲めるでしょう。

天然醸造のため、造る時期によって1本1本多少味が違うこともありますが、それこそが自然の証です。

世嬉の一酒造
【所在地】岩手県一関市田村町5—42
【電話】0191—21—1144
【ホームページアドレス】http://www.sekinoichi.co.jp/

4、「フクダ」の天然わら納豆

最近では、わら納豆はほとんど見かけなくなり、わら以外の容器に入った市販の納豆は、ほとんどが純粋培養された納豆菌を使って作られています。

わらを使った納豆は、わらに包まれているので、純粋培養の納豆菌は使わず、わらの天然納豆菌を活用した納豆だと最初は思っていました。

しかし、メーカーに確認したところ、すべて純粋培養の納豆菌で納豆を作り、わらは単なる容器として使われていました。中には、納豆をポリエチレンのシートなどで包んでわらに入れたものもありました。

天然納豆菌のわら納豆をインターネットで探し続けていると、栃木県真岡市の「フクダ」のわら納豆を見つけ、社長の福田良夫さんに納豆菌の内容を聞いてみると、わらの天然納豆菌を活用した天然わら納豆とのことでした。

福田さんが趣味で作っている天然わら納豆を一般に販売してもらえないかと頼んだところ、「私もぜひ販売したいと思っていますので、保健所に製造許可の申請をします」と言われました。

保健所では、わらを100度で15分煮沸消毒することを条件に製造を許可しました。納豆菌は100度でも死滅しないので、問題はありませんでした。

大豆の仕込みから熟成の確認までは、1本1本丁寧に作業するため約5日を要します。オートメーションではできない味わいのある美味しさが生まれてくるのです。

大手納豆メーカーの純粋培養の納豆菌を使って1日に何万個も作っている大量生産の納豆とは、ひと味もふた味も違う美味しさです。

フクダ

【所在地】栃木県真岡市下大沼195―1

【電話】0120―29―2997

【ホームページアドレス】http://www.fuku-fukuda.co.jp/

5、「玉名牧場」のチーズ

低温殺菌でノンホモ牛乳は珍しくありませんが、牛を山地に完全放牧し、飼料はほとんど牧草だけという野シバや牧場は数少ないでしょう。山間部で牛を放牧しているのが〝山地酪農〟です。

「玉名牧場」は、山地酪農で牛舎もない24時間365日の自然放牧で、自然受精、自然分娩、自然哺乳です。市販の牛乳の牛舎飼い乳牛では、1日に30kgから50kgも搾乳しており、搾乳できる供用年数は約5年です。一方、健全な飼育をしている山地酪農では、1日の搾乳量は10kg以下で、牛の供用年数は10年以上で、中には15年以上の牛もいます。

「玉名牧場」は、熊本県玉名市の山の中腹で牛のみならず、豚と鶏も放牧し、自然栽培で米や約20種類の野菜を栽培しています。矢野希実さんは、以前は脱サラをして一般の酪農農家で働いていましたが、輸入穀物飼料に頼り切った酪農に疑問を感じ、独立するようになりました。

山地酪農を始めた頃は、一般の酪農家から買った牛は、野シバや牧草を十分に自力で食べることができませんでした。

人間から与えられたエサしか食べていない牛は、舌で自力で草を巻き取って食べる経験がなく、本来の摂食能力が低下しているためでした。そこで、子牛から放牧を始めて試行錯誤を繰り返し、2代目、3代目の牛になるにつれて、牛たちは牧場の気候風土に慣れてくるようになり、病気にもなりにくくなりました。

「玉名牧場」で生産される牛乳や卵などは通販できる量的な余裕がなく、通販はチーズのみになります。

また、1日4組限定（午前2組・午後2組）で牧場の見学とランチを完全予約制で行なっています。

玉名牧場
【所在地】熊本県玉名市三ツ川1024―2
【電話】0968―74―9248
【ホームページアドレス】http://tamanabokujyo.jp/

6、「かつおの天ぱく」の本枯節

削り節には「かつお節削り節」と「かつお削り節」とがあります。「かつお節削り節」は、カビ付けをしたかつお節の本枯節を削ったもので「かつお削り節」は、カビ付けをしていないかつお節の裸節を削ったものです。

そもそも本枯節は少なく、さらに天然菌を使った本枯節はまれにしかありません。ほとんどが安定して便利に使える純粋培養したかつお節菌を使っているのが現状です。

かつお節菌は、成育に必要な水分を節から吸収して乾燥させ、ほかの雑菌の付着を防いで保存性を高め、節に含まれる脂肪を分解し、タンパク質をうま味のあるアミノ酸に分解します。この工程により、かつお節独特の香りとうま味が醸し出されます。

かつおの天ぱくの作業所は目の前に太平洋が広がる大王崎の岸壁の上にあります。創業当時からの室は土壁でできており、柱や壁にはかつお節のカビのみならず、かつお節の味をよくするいろいろな微生物が生息しています。

創業についてご主人の天白さんは、「かつお節自体はかなり古くから作っており、地元で代々受け継がれていったため、実質の創業年は記録に残らないほど古いようです。したがって、現在の製品を作るようになった燻し納屋を建設した1946年（昭和21年）を創業年としています」といっておられました。

それほど古くからの室ですから、美味しいかつお節ができるのでしょう。

かつおの天ぱく

【所在地】三重県志摩市大王町波切2545―15

【電話】0599―72―4633

【ホームページアドレス】http://www.katuobushi.com//

7、「奥井海生堂」の蔵囲昆布

昆布の生産地の北海道から、江戸時代の昆布の最大の消費地だった関西までは、1000km以上の距離があります。

北海道の昆布を船で運ぶには、太平洋側の荒海では困難なため、日本海側の静かな海を通って福井県の敦賀港などに陸上げされました。この船を北前船と言いました。

陸上げされた昆布は、琵琶湖を経由して関西へ運ばれていました。夏に北海道で収穫して天日干しされた昆布が、敦賀に船で運ばれてくるのは晩秋でした。

敦賀では、雪が降り始める時期です。雪の多いこの地域で、昆布を冬に琵琶湖まで運ぶことは、その時代は困難でした。そのため昆布は蔵で保存され、冬を越して春になってから出荷されていました。

この蔵で昆布を寝かして熟成している数カ月の間に、新昆布の磯臭さや雑味が減少し、美味しい昆布になったのです。

このように蔵で寝かせて熟成した昆布を「蔵囲昆布」と言います。

時代とともに交通機関が発達していき、冬でも関西のみならず全国に昆布が流通するようになったので、蔵囲昆布は少なくなっていきました。

福井県敦賀市にある「奥井海生堂」では今でも蔵囲昆布を製造販売しており、京都などの一流料亭でも使われています。蔵囲昆布は1年ものから一番古いもので1989年の25年ものまであります（2014年時点）。

奥井隆社長によると、蔵囲昆布の成分を調査したデータから、蔵囲していない1年物の昆布にはないうまみ成分のあることが分かった、とのことです。何らかの発酵菌が作用して、うまみ成分を醸し出しているようです。おそらく蔵囲昆布の奥深い美味しさは発酵菌の働きよるもので、発酵食と言えるでしょう。

奥井海生堂
【所在地】福井県敦賀市神楽町1丁目4―10
【電話】0120―520―091
【ホームページアドレス】http://www.konbu.jp/

8、「アルムリーノ」の天然酵母パン

天然酵母のパンは、いろいろなパン屋で販売されていますが、レーズンなどを使った自家培養の酵母ではなく、市販の天然酵母と言われているものを使っているパンも少なくありません。

市販の天然酵母は、ほとんどが純粋培養の酵母のいわゆるイーストです。天然酵母の表示規則がないため、メーカーが勝手に天然酵母と言っているのです。

天然酵母は、干しブドウや小麦などに生息している天然酵母を自然界で起こる発酵と同じように天然発酵したものです。

イーストは、干しブドウなどに生息している酵母の中で、特定の一つの酵母を化学物質などを使って抽出して単一分離し、純粋培養しています。これはパンを大量生産できるように短時間で安定的に発酵する酵母を作るためですが、自然界では起こりにくい現象です。

天然酵母は、何種類もの酵母のほかにいろいろな種類の麴菌や乳酸菌などが生きています。中には名前がなくてもパン作りに有効な菌もいて、自然発酵でパンを膨らませ、香り豊かな味わい深い風味を醸し出します。また、パン作りに適さない菌が混入した場合は、それを排除する菌もいるのです。

イーストは、1種類の酵母がほとんどで、ほかの菌はごくわずかしかいません。そのため、パンを膨らますことはできてもパン独特の美味しい風味や香り、甘さを引き出すことはできないので、マーガリンや香料を使うことになります。

「アルムリーノ」の原慎之介さんは、自家培養の天然酵母でパンを作っています。自然栽培のレーズンの酵母や、さらに独自の製法で自然栽培の小麦に空気中の麴菌をつけた小麦麴を使った酒種の天然酵母も使っています。独特の風味豊かな美味しい自家製天然酵母パンです。

「アルムリーノ」は1999年3月に兵庫県西宮市に開店しました。その後2014年4月に島根県奥出雲町に移転し、玉峰山荘でパンを販売しています。

アルムリーノ
【所在地】島根県仁多郡奥出雲町亀嵩3609—1
【電話】0854—57—0433（定休日は火曜日）
【ブログアドレス】http://blogs.yahoo.co.jp/roken1950

9、「北海道良水」のミネラルウォーター

国産のミネラルウォーターは、加熱処理、フィルター処理、活性炭処理など何らかの方法で殺菌・除菌処理を行なっており、フィルター処理や活性炭処理の有害性が心配です。外国産の中には無処理のミネラルウォーターがありますが、国産では北海道良水の「新水いぶき」しかありません。

「新水いぶき」の源は、製造所の約30㎞に位置する支笏湖から恵庭岳、空沼岳、札幌岳等の1000mを超える山群が日本海に面する手稲山まで連なる広大で緑豊かな原生林です。

地上に降った雨や雪は、長い年月をかけて地球の歴史そのもののような地層という天然ろ過器を通して、ようやく数十万年前の清田の地層にたどりついた水です。その水脈の泉源から直接汲み上げられたミネラルウォーターが「新水いぶき」です。

泉源地、採水方法、製造施設・設備、原水および製品の検査、源泉の環境基準検査、管理体制等について保健所の実地検査が行なわれました。

2014年1月17日、国内製造基準を満たしているとの報告を受け、保健所から国内初となる無殺菌・無除菌のミネラルウォーター製造販売の許可を得ることができました。

水の硬度は27で超軟水のため昆布のだしが出やすいので、奥井海生堂では蔵囲昆布とセット販売もしています。

北海道良水
【所在地】北海道札幌市清田区清田1条1丁目6—1
【電話】011—883—1111
【ホームページアドレス】http://www.h-ryosui.com/

10、「ファーマーズジャパン」のハム・ソーセージ

無添加のハム・ソーセージの養豚場を何カ所か見学したことがありましたが、これらの養豚場はエサにはこだわっていましたが、豚はみな豚舎で飼われており、放牧ではありませんでした。

「ファーマーズジャパン」で契約している北海道勇払郡厚真町字豊沢で豚を放牧している希望農場の牧場は、敷地面積は15ヘクタールあります。

豚たちは、自由に豚舎と放牧地を出入りし、北海道の素晴らしい自然の四季を体験しながらすくすくと健康に成長しています。そして、通常豚より約1カ月間長い約7カ月間飼育した後に出荷されます。

飼料は、成長ステージごとに健康に気を配った自家配合飼料を使用しています。非遺伝子組み換えの穀物は使わず、放牧前のワクチンは接種しますが、放牧後は抗生物質などの薬剤は一切使用していません。

「ファーマーズジャパン」の鈴木和一さんに豚の放牧場を案内してもらうと、雑木林の中からたくさんの人なつっこい豚たちがいっせいに出てきて、柵の前まで寄ってきました。

走り回っている豚を見ると、どの豚の顔も楽しく生き生きしているように感じられました。比較のため、鈴木さんが別のゲージ飼いの豚舎にも連れて行ってもらいました。狭い屋内の豚舎で飼われている豚の表情は、先ほど見た放牧豚の表情とは明らかに違っており、どこかおびえたような悲しげな様子でした。

放牧豚と狭い豚舎だけで飼われた豚と、どちらの豚肉が安全性が高いかは医学的には解明できませんが、この違いを見ると、やはり食べるなら放牧豚を食べたいと思いました。

ファーマーズジャパン
【所在地】北海道恵庭市北柏木町3丁目102番地
【電話】0123―32―1600
【ホームページアドレス】http://www.farmers-japan.co.jp/

11、「アサクラ」の自然栽培オリーブオイル

「アサクラ」の朝倉玲子さんは、イタリア産のエキストラバージンオリーブオイルのオルチョサンニータの輸入・販売を2000年から始めましたが、有機認証であるものの、栽

培履歴がなかったので朝倉さんが調べてみると、殺菌剤のボルドーを使っていることがわかりました。

そこで、無農薬・無肥料の自然栽培のオリーブの生産者を探し続けましたが、見つからなかったので、自分でオリーブを生産しようと決意し、オリーブ畑を探し始めました。

2004年の秋になってやっと見つけた農園は、5ヘクタールの畑に、250本のオリーブの木がありました。イタリア語でいう「アバンドナート」、つまり放ったらかしの畑だったのです。

その畑は、かなりきつい傾斜の丘陵地のてっぺんにありました。はじめはこのきつい傾斜で仕事ができるのかと不安に思ったそうですが、その土地に何度も足を運ぶことによって分かってきたことがありました。

このきつい傾斜のため、太陽が1日中畑を照らしてくれ風がつねに流れているので空気がよどまず、害虫が寄りつきにくく、海抜400メートルとかなり高地なため、強い太陽光と湿気の無さがオリーブ栽培にはもってこいでした。

剪定は昔ながらの方法で、収穫量を増やすための無理な木の仕立て方をしていません。

搾油工程では熱がなるべく発しないように、28度以上にしない最新のコールド抽出法で搾られます。2006年の秋、ついに無農薬・無肥料の自然栽培のオリーブオイル「アサクラオイル」が誕生しました。

アサクラでは、アサクラオイルと同じ自然栽培のアックアサンタと、2006年から無農薬になったオルチョサンニータを扱っています。

アサクラ

【所在地】福島県会津若松市西栄町5―19

【電話】0242―26―3712

【ホームページアドレス】http://www.orcio.jp/

12、「ミック」のメイプルヌーヴォー

メイプルシロップは、たまにジャムや蜂蜜の代わりにパンにつけて食べるくらいのもので、色や香りによってグレードの違いがあることは知っていましたが、原生林のメイプルの樹液が原料で農薬も肥料も使っていませんし、食品添加物を使用しているものもほとんどありませんので、どれも同じようなものだと思っていました。

しかし、あるとき知人からメイプルヌーヴォーというメイプルシロップをいただき、舐めてみると、今までのものと違い、すっきりとした透き通るような甘さでした。通常、メイプルシロップの中で一番グレードの高いナンバー1エキストラライトでも、やや黒砂糖のようなわずかなえぐ味を感じていましたが、これはメイプルシロップ特有の味だと思っていました。

メイプルヌーヴォーにはこのえぐ味を感じず、今までに味わったことのない美味しさでした。なぜこのような味の違いがあるのか、メイプルヌーヴォーを生産している会社「ミック」の渡辺芳子社長に話をお聞きしました。

通常、メイプルシロップは、メイプルの木から集めた樹液を煮詰め、いったんドラム缶に保管します。そして工場まで運び、年間を通して出荷する際には再加熱処理をしてビン詰めするので、風味が落ちてしまいます。

しかし、メイプルヌーヴォーは市販のものとは違い、ドラム缶に保管されることなくビン詰めした、できたてのメイプルシロップでした。カナダでも市場にはまず出回っておらず、メイプル農家しか味わえないメイプルヌーヴォーです。

メイプルヌーヴォーはごくわずかで、日本に輸入されるのはたった1万本しかありません。カナダ国内にもほかの国にも流通していない最上級の逸品で、すべてのメイプルヌーヴォーには、シリアルナンバーが書かれています。

ミック

【所在地】大阪府大阪市阿倍野区松虫通1―5―17

【電話】0120―58―3126

【ホームページアドレス】http://www.micimport.com/

13、「クリスタル」の自然栽培コーヒー

「クリスタル」の木下正義さんは、約15年前からウガンダ共和国の自然栽培のコーヒー豆を輸入し、日本で加工・販売をしています。木下さんが取り扱う商品は、ウガンダの豊かな自然と、そこで暮らす人々の手によって大切に育てられたものです。

しかし、ウガンダ共和国では現地の仲介企業が適切に機能しておらず、末端でコーヒー豆を栽培している多くの生産者の人たちに適正な賃金が支払われていない現実があり、社会的にも経済的にも立場の弱い女性や子供たちが貧困や感染病にさらされ、苦しんでいる

のだと言います。

木下さんは「生産者に適正な賃金が支払われることで、生産者は質のよいものを作るようになり、そうすることで輸出量が増えて所得が増えていきます。また、生産量が増えれば人手が足りなくなり、働き口の無い労働者の雇用先にもつながっていきます。『支援＝お金や物を渡す』ではなく、そこで暮らす人々が汗水たらして自分たちで生活の基盤（未来）を作っていくことが大切だ」と言っています。

クリスタルでは、ウガンダ大使館と引き続き協力して、2005年の愛知万博や2013年のアフリカン・フェアなどのほかウガンダ共和国を紹介するイベントに参加し、ウガンダで拡大する貧富の格差、経済状況、急速に進む環境破壊、農業の現状などを日本の皆様に知ってもらう活動をしています。

美味しくて、安心して飲めるコーヒーを販売するだけでなく、ウガンダ共和国の発展のためのサポートもしています。

クリスタル

【所在地】愛知県春日井市知多町2丁目127番地

【電話】0568―33―8107
【ホームページアドレス】http://www.crystalcoffee.jp/

14、「はら山」の和菓子

和菓子には、赤色、黄色、緑色、青色、紫色など色鮮やかで、いろいろな種類の色が使われています。創業何百年の老舗《しにせ》の和菓子店であっても、合成着色料や化学物質を使った天然着色料を使っているところが多いようです。

「創業以来、変わらぬ製法で作っています」と言っている店もありますが、おそらく創業当時の何百年前は、着色料は使わず食材で色を表現していたことでしょう。

「はら山」の西田英俊さんは、目でも楽しむ和菓子には着色も必要ですから、食品添加物の着色料は使わずレッドビーツ、かぼちゃ、紫芋、クチナシ、ほうれん草などの野菜や果実から、煮る、絞るといった物理的な方法だけで採取したペーストや水溶液を使用しています。

どんな食べ物にも特有の自然な色が備わっており、その自然な色が人の目を楽しませ、食を豊かにしてくれます。

はら山では、重曹は木曽路物産の天然重曹を使っています。合成重曹はアンモニア、塩、石灰石を焼いて発生した二酸化炭素とを反応させて作られます。その際、ごく微量に塩化アンモニアが不純物として残ります。そのために、合成重曹はわずかにアンモニア臭がします。

天然重曹は、重曹の成分を含んだトロナ鉱石から作られています。トロナ鉱石には、重曹だけでなく、かんすいも含まれています。このトロナ鉱石と、石灰石を焼いて発生させた二酸化炭素を反応させて製造しています。

はら山
【所在地】埼玉県さいたま市緑区原山1―3―2
【電話】048―887―1388
【ホームページアドレス】http://www.harayama.co.jp/

15、「精華堂あられ総本舗」のあられ

せんべいの原料のうるち米や、あられとおかきの原料のもち米には、くず米を使ってい

るメーカーがあります。稲を刈り取った後乾燥や籾《もみ》すりをして、米を食用米とくず米に選別します。

くず米とは、割れた米や未熟米など食用に適さない米のことで、味がよくないので、加工用としてせんべい、和菓子、醬油、酒、味噌、家畜の餌などに利用されます。

食用米を使っていたとしても、古米や古古米などを使っていれば、臭い消しに食品添加物のシクロデキストリンが使われることがあります。シクロデキストリンは、以前は、トウモロコシやジャガイモなどのでんぷんを塩酸や硝酸などで処理して作られていました。最近では、酵素を使ってシクロデキストリンを作っているようです。この酵素は、微生物による発酵法で作られているものがあります。その詳細は明らかではありませんが、遺伝子操作された細菌を使っていたり、化学物質で培養しているかもしれません。

粗悪な原料を使ったせんべい、あられ、おかきは、化学調味料などの食品添加物を使っているものがあります。まともな原料を使えば、このような添加物を使う必要はなくなるでしょう。

「精華堂あられ総本舗」では、くず米は一切使わず、無添加の食用米でしかも自然栽培米でせんべいやあられ、おかきを作っています。原材料の醬油、みりん、海苔、昆布、鰹節などもこだわったものを使っています。

精華堂あられ総本舗
【所在地】東京都江東区清澄3―10―5
【電話】0120―423―014
【ホームページアドレス】http://www.seikadoarare.co.jp/

【食材について】

終章で紹介した各店舗や各会社では、いろいろな食材を取り扱っていますが、筆者が推奨しているのは、ここで取り上げた食材だけですのでご了承ください。


【ご注意】

電話番号の数字の押し違いなどによる間違い電話で、無関係なご家庭や事務所等に大変なご迷惑をおかけすることがございます。電話番号はくれぐれもお間違えのないようお願いいたします。

なお、ここでご紹介した各店舗や各会社の電話番号、住所、ホームページアドレスは、

2014年12月現在のデータです。

その後、変更や廃業等で変わる場合がございますので、あらかじめご了承いただきますようお願いいたします。

三好基晴（みよしもとはる）

1953年福井県鯖江市生まれ 医学博士 臨床環境医 ホスメック・クリニック院長

メール：omb-mm@mxg.mesh.ne.jp

スポーツ選手経験（走り高跳びで2m02㎝の記録）をいかし、東海大学医学部でスポーツ医学、トレーニング方法などを研究していた。現在、アトピー性皮膚炎や花粉症などのアレルギー性疾患、化学物質過敏症、電磁波過敏症、がんや糖尿病などの生活習慣病などに対して、衣食住の生活環境を改善する診療をしている。全国で講演活動を行っている。自然食レストラン「みかくや」http://mikakuya.com/ で健康セミナー、パン教室やだし教室などの料理教室を行っている。

2008年よりマスターズ陸上競技大会に出場。走り高跳び神奈川県記録保持者M55（男子55～59歳の部、1m55㎝)。M60（男子60～64歳の部、1m45㎝)。全日本マスターズ陸上競技選手権大会の走り高跳びで2009年第2位、2012年第3位、M60（男子60～64歳の部）2013年第3位。京都国際マスターズ陸上の走り高跳びで2013年第3位。

著書は「買ってはいけない」共著（金曜日）「買ってはいけない2」共著（金曜日）「健康のトリック」（花書院）「ウソが9割 健康TV」（リヨン社）「健康食はウソだらけ」（祥伝社）「薬の常識はウソだらけ」（広済堂あかつき）「本物が食べたい」（二見書房）「原発被ばくと医療被ばく」（花書院）「自然食の裏側」（かんき出版）携帯小説「ドクターシェフ」http://ncode.syosetu.com/n6757e/ などがある。

祥伝社黄金文庫

「健《けん》康《こう》食《しょく》」はウソだらけ

平成27年2月10日　初版第1刷発行

著　者　三《み》好《よし》基《もと》晴《はる》

発行者　竹内和芳

発行所　祥伝社《しょうでんしゃ》

〒101－8701

東京都千代田区神田神保町3－3

電話　03（3265）2084（編集部）

電話　03（3265）2081（販売部）

電話　03（3265）3622（業務部）

http://www.shodensha.co.jp/

印刷所　萩原印刷

製本所　ナショナル製本

造本には十分注意しておりますが、万一、落丁・乱丁などの不良品がありましたら、「業務部」あてにお送り下さい。送料小社負担にてお取り替えいたします。ただし、古書店で購入されたものについてはお取り替え出来ません。

　ISBN978-4-396-31650-1 C0195

祥伝社黄金文庫

池谷敏郎
ここ10年で、これだけ変わった!
最新医学常識99
ジェネリック医薬品は同じ効きめ? 睡眠薬や安定剤はクセになるので、やめる? その「常識」、危険です!

池谷敏郎
知らずに飲んでる
最新「薬」常識88
薬は、お茶で飲んではいけない? 市販薬の副作用死が毎年報告されている? その「常識」、確認して下さい。

石原新菜
これだけは知っておきたい
最新 女性の医学常識78
×熱が出たら体を温める
×1日3食きちんと食べる……etc.
その「常識」、危険です!

カワムラタマミ
からだは みんな知っている
10円玉1枚分の軽い「圧」で自然治癒力が動き出す! 本当の自分に戻るためのあたたかなヒント集!

三石 巌
医学常識はウソだらけ
コレステロールは〝健康の味方〟? 貧血には鉄分ではなく、タンパク質!? 医学の常識はまちがっている?

山中克郎
症状から80%の病気はわかる
逆引き みんなの医学書
頭が痛い、咳が出るなど、よくある症状が、怖い病気のサインかも!? 病院に行く前に読むだけでひと安心。